U0274796

《西京临床工作手册》
编委会

总　策　划	熊利泽	董新平		
主 任 委 员	熊利泽			
副主任委员	苏景宽	刘建中	李谨革	
委　　　员	李晓康	罗正学	苑继承	尹　文
	王海昌	孙世仁	陈协群	吴开春
	姬秋和	李志奎	王晓明	窦科峰
	赵青川	王　岭	裴国献	胡大海
	郭树忠	易定华	袁建林	费　舟
	董海龙	李　锋	吴振彪	赵　钢
	王雨生	邱建华	陈必良	成胜权
	王　刚	刘文超	谭庆荣	牟　翔
	汪　静	周晓东	宦　怡	石　梅
	郝晓柯	穆士杰	文爱东	王　哲
	李　哲	李向东	冯秀亮	王　宇
学 术 秘 书	王敬博	金　鑫		

总　序

"往者不可谏，来者犹可追。"经过近年来的持续高速发展，西京医院全面建设已经处于高平台，进入爬坡期。面对辉煌成绩，我们不禁思考：医院发展的顶峰究竟在哪里？数量的发展何时是尽头？站在历史高点，按照什么样的发展思路保成果、续辉煌？如何走内涵发展道路，完成从数量到质量、从规模到效率、从基础到临床、从跟踪热点到自主创新，和从国内比拼到国际视野转变，推进临床战略转型？这一切都是摆在我们面前的主要问题。

质量是医院建设的永恒主题，规范诊疗则是医院可持续发展的动力源泉。中华名院的建设离不开名科、名人、名术、名品，这其中，首当其冲的就是学科建设。学科是医院建设的基本单元，是承载医院人才、技术、品牌和服务等核心要素的重要载体。学科好坏决定了医院能否可持续发展，能否继续保持荣誉。只有以国际视野定位，以世界标准衡量，开拓创新思维，注重自主创新，医院才能不断突破瓶颈，实现超越。

《西京临床工作手册》正是医院拓宽国际视野、加强内涵建设的创新性工作之一。2010年底，在全面推行《医院管理信息系统》和《临床安全合理用药决策支持系统》的基础上，《西京临床工作手册》的编写工作正式启动。此项工作面向全院管理部门、临床科室和辅助科室，旨在通过编写一套特色鲜明、涵盖面广、内容详实、操作性强的丛书，借以总结几十年医院临床工作经验，凝练学科方向，展现学科风采，使之成为医院临床工作指南和诊疗规范，并在此基础之上，逐步建立具有西京特色、可以在全国推广的"西京规范"和"西京路径"。

英文中"手册"有两种翻译，一是 manual；二是 handbook。前者侧重提供与"how"关联的内容，具有较强的操作指导性，后者侧重提供与"what"相关的知识、数据类信息。此套丛书兼具 manual 与 handbook 双重含义，由 40 余分册组成，每一分册涉及规章制度、处理原则、主要疾病治疗方案、护理常规、常用文书书写及国外相关疾病诊治指南和评分表等内容，不同专科具有各自的特点和特色，是各相关科室几代专家学者心血和智慧的结晶，是长期临床救治经验科学凝练和理性总结的成果，是医院临床工作与国际接轨的一次成功探索。

尽管编写人员付出了艰辛的努力，但由于编写时间紧，加之参编人员医教研任务十分繁重，疏漏与不足之处在所难免，需要在今后的医疗实践中不断修订、丰富和完善，亦恳请诸位读者不吝批评指正。

第四军医大学西京医院院长

前　言

　　恶性肿瘤在我国已位列慢性重大疾病之首。随着生命科学对肿瘤发生发展认识的不断深入，新的肿瘤诊断手段、治疗方法及治疗药物不断涌现，一方面提高了临床诊治水平，但另一方面，也使临床诊治环节变得复杂多变。

　　为了使肿瘤类疾病的临床诊疗标准化、规范化，从而体现肿瘤学科的发展水平，我们结合临床实际工作的需求，根据国内外肿瘤研究发展的最新进展，同时参照人民卫生出版社《临床路径管理指导手册》，编撰成本学科工作手册，旨在为肿瘤临床工作者，特别是肿瘤内科医师提供具有参考价值的工具书。本手册突出实用性，尤其是对于年轻医生更具有指导意义。

　　本工作手册分三章，第一章为规章制度，除一般常规工作管理制度外，我们还建立了肿瘤科"病例讨论制度"；第二章为肿瘤治疗基础，着重介绍肿瘤内科治疗的原则；第三章为常见肿瘤诊治常规，包括疾病诊断、分期、综合治疗手段介绍等。

　　肿瘤研究进展迅速，为了能够充分体现肿瘤研究发展的最新动态，我们计划对本手册进行定期更新。由于我们水平有限，一定会有偏差、遗漏，甚至错误，恳请广大专家、读者指正，以便更新时纠正和进一步充实和完善。

刘文超

2012 年元月

目　　录

西京肿瘤科发展简史

　　第四军医大学西京医院肿瘤中心成立于 1993 年，目前开展病床近 80 张，有门诊、病房、热治疗室（包括全身/局部热疗室、热灌注室）、专科实验室及治疗室等；年门诊量逾 9000 人次，年病房收容量 2800 余人次。学科人员构成实力雄厚，100% 的医师拥有硕士以上学历（包括博士后、博士等），并具有从事肿瘤临床工作多年、工作经验丰富的优秀护理群体。肿瘤科是陕西省医学会肿瘤内科学分会主任委员单位、陕西省抗癌协会肿瘤热疗专业委员会主任委员单位。自建科至今，科室发展迅速，以"规范、合理、个体化"原则为指导，秉承循证医学的思想，积极推进肿瘤综合诊疗模式，建立肿瘤相关的诊疗专家体系及规范化肿瘤内科诊疗指南，形成以患者为中心、多学科协作、全身与局部治疗相结合的诊疗优势，成为西北地区综合医院肿瘤综合诊疗实力最强的学科之一。在肿瘤规范化标准化化疗的基础上，开展了全身热疗、体腔内区域热灌注化疗、深部热疗、肿瘤微创微波热消融治疗、树突状细胞免疫治疗以及造血干细胞支持下高剂量化疗等一系列特色治疗。科室作为国家药品临床研究基地肿瘤学专业组之一，参加了一系列国内、国际多中心药物临床试验，包括化疗、分子靶向治疗、生物治疗等新药临床研究。

　　目前科室具备的大型治疗设备和开展的业务有：①SRI 全身热疗系统　采用射频电磁场热源与红外热源双热源加温技术，真正实现临床亚高温（40℃ ±0.5℃）治疗模式，其通过控制电磁场的加温功率和患者的主观反应及监护仪的生命体征变化来精确调整升温速度，并通过先进的抗干扰连续测温、控温系统实现高精度智能温度自动调节，使整个治疗过程安全、有效（图1）；②高频透热治疗机 适用于肺癌、胃癌、食管癌、肝癌、膀胱癌、骨转移癌、卵巢癌、各类肉瘤、乳腺癌、胸腹腔积液及晚期的顽固性疼痛等症状的患者的治疗，同时还适用于神经痛、骨关节退行性变、慢性前列腺炎、前列腺增生、膀胱炎、盆腔炎等病症的临床治疗（图2）；③冷循环微波消融治疗机 是通过超声引导精确定位将一根特制的微波天线植入到肝脏的肿瘤内，肿瘤组织内的带电离子和水分子在微波高频电场的作用下产生旋转、震荡和摩擦，在极短的时间内产生高达80℃～105℃的局部高温，使肿瘤组织凝固、变性和坏死，达到肿瘤原位灭活或局部根治的目的（图3）；④体外循环热灌注治疗机 适用于恶性体腔积液的根治性治疗，恶性肿瘤手术中和手术后的胸腔或腹盆腔热灌注治疗，热灌注中体腔化疗介入（热化疗灌注），胸/腹膜弥漫性转移癌的热治疗，卵巢癌、恶性胸膜间皮瘤综合治疗中的新应用，化脓性腹膜炎、脓胸的廓清治疗等（图4）。

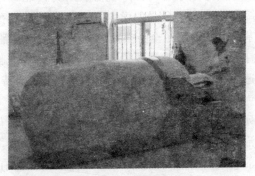

图1　SRI全身热疗系统

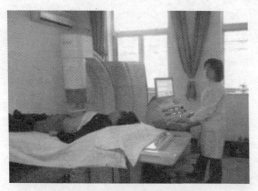

图 2　高频透热治疗机

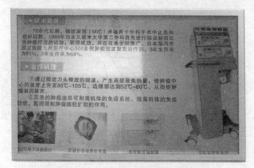

图 3　冷循环微波消融治疗机

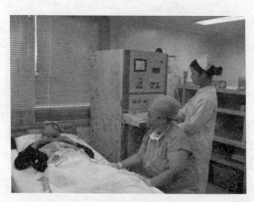

图 4　体外循环热灌注治疗机

第一章 规章制度

第一节 收容患者入院制度

一、患者住院由本科门诊医师根据病情决定并开具住院证，患者凭住院证首先在科室进行登记（为了做到对待入院患者心中有数并合理安排），再到住院处办理住院手续。

二、患者住院应登记其联系人的姓名、地址、电话号码和身份证号码，为便于随访，须登记患者随访的联系人及联系方式。

三、接诊护士介绍住院患者须知及病房有关制度。

（刘文超）

第二节 值班、交接班制度

一、病区值班设一、二线和三线值班医师。一线医师不得离岗，必须在科室留宿；二线值班医师为主治医师或副主任医师，必须随叫随到（15 分钟内）；三线值班医师为主任医师或副主任医师。进修医师值班时应在本院医师指导下进行医疗工作。

二、病区 24 小时值班制。值班医师应按时交接班，及时巡视病房，做好交接班记录。

三、对于急、危、重患者，必须床前交接班。值班医师应对患者病情和值班期间进行的医疗处置工作向接班医师交待清楚，并在当日交接班记录本上签字确认。

四、一线值班医师在诊疗活动中遇到困难或疑问时，应及时请示二线值班医师，二线值班医师应及时指导处理。二线值班医师不能解决的困难，应请示三线值班医师指导处理。遇到须经主管医师协同处理的特殊问题时，主管医师必须积极配合。遇到需要行政领导解决处理的问题时，应及时报告医院总值班。

五、值班医师不能"一岗双责"，在遇到急诊抢救、会诊等需暂时离开病区时，必须向值班护士说明去向及联系方法，病区医疗工作由上级值班医师或加强班医师负责。当护理人员请叫时，值班医师应立即到位诊视处理。三线值班医师必须保持通讯畅通，接到请求电话时应立即前往指导处置。

六、每日晨会，值班医师应将重点患者情况向病区医护人员报告，并向主管医师报告危重患者情况及尚待处理的问题。

（刘文超）

第三节　三级医师查房制度

三级医师查房制度即对住院患者实行住院医师、主治医师、主任医师（或副主任医师）三级医师查房并负责制。为保证"三级医师查房制度"的落实，肿瘤科特制定如下制度。

一、肿瘤科诊疗例会制度由科主任主持（主任因门诊、外出等原因不能参加时，则由高级或副高级职称医师主持、科室副主任负责），各组主治医师或代主治医师、护士长参加，对所有需确定诊疗计划、调整治疗或随访方案的患者进行讨论，讨论结果由主治医师负责、住院医师实施，并认真书写"肿瘤科诊疗例会讨论记录"。

二、主治医师查房每天1次，查房一般在上午进行。住院医师对所管患者每日至少查房2次。

三、对危重患者，住院医师应随时观察病情变化并及时处理，必要时可请上级医师临时检查患者。

四、查房时要逐级严格要求。查房前医护人员要做好准备工作，比如病历、X线片、各项有关检查报告单及所需用的检查器材等。主管医师要简要报告病历、当前病情并提出需要解决的问题。上级查房医师可根据情况做必要的检查和病情分析、并做出肯定性指示。

五、护士长每周组织一次护理查房，主要检查护理质量，研究解决疑难问题等。

六、查房内容包括以下几条。

1. 诊疗例会讨论

解决疑难病例诊治；审查新入院、危重患者的诊断、治疗计划；决定重大及特殊检查治疗；抽查医嘱、病历、护理质量；听取医师、护士对诊疗、护理的意见；进行相应的临床新技术和新进展的介绍及必要的教学工作。

2. 主治医生查房

对所管患者进行系统查房，尤其对新入院、危重、诊断未明、治疗效果不好的患者进行重点检查与讨论；听取主管医师和护士的诊疗、护理意见；了解患者病情变化，倾听患者陈述并征求患者的意见；检查病历并纠正存在问题，检查医嘱执行情况及治疗效果；决定诊疗例会讨论病例、转科、出转院等问题。

3. 住院医师查房

首先查急危重、疑难、待诊治、新入院的患者，后查一般患者；同时核查化验、检查报告单，分析检查结果，提出进一步检查或治疗意见；检查当天医嘱执行情况；开具临时医嘱、次晨特殊检查的医嘱；询问患者饮食、睡眠及二便等情况，主动征求患者对医疗、护理、饮食等的意见。

七、病历书写内容遵照病历书写有关规定，除此之外，本学科要求病历中要有体现"肿瘤综合治疗原则"的临床思维模式，即手术、放疗、化疗、内分泌治疗、分子靶向药物应用、药物临床研究、新技术新业务开展等方面内容。

（刘文超）

第四节　危重患者抢救制度

一、对危重患者的抢救，必须统一指挥，明确分工，密切配合，严密观察，详细记录。结束后要认真总结经验。

二、凡昏迷、休克、大出血、中毒、严重脱水、高热、惊厥、窒息、严重创伤、严重内脏（脑、心、肺、肝、脾、肾等）损伤、衰竭等，均属抢救范围。

三、科内抢救由科主任或副主任医师以上主持，主治医师组织实施。遇到重大抢救，由医教部组织实施，院领导亲临现场指导。

四、在医师未到达之前，护士可酌情先予急救（如止血、给氧、人工呼吸、气管插管、心电监护、吸痰、洗胃、输液等）。

五、抢救中要随时做好与患者亲属的沟通和告知工作，并签署必要的知情同意书。必要时与患者单位取得联系，以便得到配合支持。

六、不参加抢救工作的医护人员，不得进入抢救现场；但需做好抢救的后勤工作。

七、完善监护、抢救、复苏系统；准备必要的急救用品，指定专人管理，定期检查。抢救药品要及时补充、按期更换，急救器材性能良好，保证可以随时使用。

八、定期组织医护人员进行抢救技术的专业训练，熟练掌握抢救技术，并制定常见危重患者的抢救预案。

（刘文超）

第五节　病例讨论制度

病例讨论制度为针对所有在院或已出院（死亡）病例进行的定期（工作日每日）讨论。参加者为本科或其他相关学科主治医师以上人员，住院医师、进修医师以及实习见习学生列席参加。病例为所有在本学科初诊、初治患者，除此之外，还包括在治疗过程中病情出现进展需变更治疗方案的患者、按计划末次治疗结束拟定随诊方案患者。讨论时，由科室主任或主任医师、副主任医师主持，由主治医师（或担任主治医师）负责介绍及解答有关病情、诊断、治疗等方面的问题，提出分析意见，所有参加者主治医师以上人员均需发表自己的诊治意见。讨论结束时由主持人进行小结。讨论记录由主治医师负责、住院医师执行，认真记录并载入病历。住院总医师负责检查病例讨论记录情况。

一、出院病例讨论

1. 定期（每月至少 1 次）举行出院病历讨论会，作为出院病历归档的最后审查。

2. 出院病例讨论会以科或专业组举行，由副主任医师以上主持，主管的主治医师、住院医师、进修医师和实习医师参加。讨论内容如下：①记录内容有无错误或遗漏；②病历是否按规定顺序排列；③审查出院诊断和治疗效果；④是否存在问题，取得哪些经验教训。

二、疑难病例讨论

本部分参照病例讨论制度，对特殊疑难患者可反复进行。

三、死亡病例讨论

本部分参照病例讨论制度，工作日每日进行（24 小时内进行讨论）。本科医护人员和相关人员参加，必要时请医教部医疗科派人参加。死亡病例讨论由主管医师汇报病情、诊治及抢救经过、死因初步分析、死亡初步诊断及经验教训。讨论记录应详细记录在死亡讨论专用记录本中，包括讨论日期、主持人及参加人员姓名、专业技术职务、讨论意见等，并将形成一致的结论性意见摘要记入病历中。

（刘文超）

第六节　会诊制度

会诊是解决医疗疑难问题的重要措施，也是培养下级医护人员的重要手段。既要防止应会诊而不积极组织会诊，又要防止为了迎合患者或推卸责任而进行的会诊。

一、疑难病例会诊

凡遇到疑难病例，及时申请相关科室进行会诊，通知会诊时间并做好会诊前的准备。会诊时，经治医师要详细介绍病史，提出会诊要求，并做好会诊记录。会诊医师要对患者进行详细的病史询问和查体，并结合有关检查资料进行综合分析，明确提出会诊意见。主持人要进行小结。对会诊意见认真组织实施。

二、科间会诊

由经治医师提出，上级医师同意。经治医师应认真填写会诊单，详细介绍患者病史及诊治情况，提出会诊要求。应邀医师一般要在 24 小时内完成会诊，要对会诊患者进行详细的病史询问和查体，并结合有关检查资料进行综合分析，明确提出会诊意见。

三、急诊会诊

1. 因病情涉及其他专科范围时，急诊值班医师应及时邀请有关科室会诊，以免失去抢救时机。遇有疑难、危重患者应向会诊医师当面陈述病情。

2. 会诊前应将急诊病历书写完整，做好必要的辅助检查。在急诊病历上写明会诊目的。急诊会诊可以电话或书面形式通知相关科室，相关科室在接到会诊通知后，应在 10 分钟内到位。

3. 会诊后，被邀请医师应将检查结果及诊断意见写在急诊病历上，在签署会诊意见时应注明时间（具体到分钟）。疑难病例，会诊医师应报告本科上级医师。

4. 如病情需要多个科室会诊，由急诊科向医教部值班员或医疗科汇报，由机关召集有关科室会诊，并指定科室收治。

四、院内会诊

由科主任提出申请，经医教部批准，并确定会诊时间，通知有关人员参加。会诊一般由申请科室主任主持，必要时，医教部将安排相关院部领导或管理人员参加。

五、院外会诊

1. 邀请外院医师会诊由科室主任向医教部提出申请，医教部决定是否会诊，必要时向业务副院长作汇报并征得批准，方可执行。

2. 不明原因的突发疾病或突发公共卫生事件、干部保健任务，上级卫生部门指令性要求、其他特殊情况，向医教部汇报同意后可请外院医生会诊。

3. 请外院医生会诊时，医教部向受邀单位医务科联系，由对方医务科登记并通知会诊专家，或由会诊专家通知自己单位医务科登记，并应将有关情况与患者或家属充分说明沟通，会诊费用及交通、食宿等方面问题预先说清，并征得家属书面同意。

4. 提出会诊科室对专家来我院会诊要做好各方面的准备工作，会诊后及时将意见告知家属，并落实专家的会诊意见。

（刘文超）

第七节　告知制度

为了贯彻落实《医疗事故处理条例》，维护患者的知情同意权，规范医疗行为，减少医患矛盾，确保医疗安全，特制定本制度。

一、基本情况

1. 告知人为本院有关职能部门和主管医务人员。

2. 告知方式分为门急诊告知、入院须知、各类知情同意书、口头告知等。

3. 告知对象为具备完全行为能力的患者、家属及其相关人员（监护人、法定或委托代理人、近亲属等）。

4. 告知内容为患者病情、检查项目和治疗措施等相关情况及其存在的医疗风险。

二、病情告知

1. 门急诊患者的诊断、治疗计划等相关医疗情况由接诊医师告知。

2. 新入院患者的初步诊断、诊疗计划、病情及预后等相关情况，由主管医师或主治医师告知。

3. 病情发生变化，需修改诊疗计划，由主管医师或主治医师及时告知。

4. 病情危重或病情明显加重者，病情、诊疗计划、预后等由主管医师或主治医师及时告知，报病危（重）的应填写病危（重）通知书，病危（重）通知书应由其近亲属或委托代理人签字后，随病历保存。

三、有创诊治告知

1. 有创诊治是指以非药物诊治为主的各种有创的检查、治疗和手术等医疗措施。

2. 告知内容包括操作的必要性、操作方案、麻醉方案、操作和麻醉时可能出现的医疗风险等。

3. 由于风险、费用等原因患方不同意最佳诊疗方案时，应拟定次选方案，并由患方签字确认。

4. 一次住院期间，对患者反复进行有创诊疗措施时，必须每次在检查前告知相关风险并签署知情同意书。

5. 操作过程中出现需要改变操作方案、麻醉方式或出现新的情况时，医务人员必须告知相关情况，征得其同意并再次签署知情同意书后执行。

四、无创诊治措施告知

1. 无创诊治措施是指对人体组织器官无直接器械创伤的各种诊疗措施，包括药物治疗及各种物理治疗等。

2. 使用有明显毒副作用、过敏或可能造成组织器官损伤的药物时必须事先告知并签署相应的知情同意书。

3. 实行输血等血液制品治疗，须在使用前告知并签署知情同意书。

4. 实行各种物理诊治措施，须告知可能引起的不良后果并签署知情同意书。

五、特殊情况的告知

1. 18 周岁以下的未成年患者，应当直接告知其监护人。

2. 神志清楚的 18 周岁以上患者，可直接告知本人，也可告知其近亲家属或委托代理人。

3. 患恶性肿瘤等疾病的患者，其病情告知本人可能产生不良后果，应当告知其近亲属或委托代理人。

4. 对无法正确表达自己意愿的患者，应当告知患者的近亲属或委托代理人，并做好记录。

5. 明显影响外形和生理功能的手术或治疗必须告知患者本人。

6. 使用自费的治疗措施、药物、医用耗材和医疗用品时，须在使用前告知并签署相应的知情同意书。

7. 实施抢救措施时，在无法告知的情况下，可由医教部分管助理员或院医疗总值班员签字。

8. 发现患者有精神异常、自杀倾向等特殊情况时，应及时告知其近亲属或委托代理人。

（刘文超）

第八节 医患沟通制度

为适应社会发展和新形势的要求，加强医务人员与患者的沟通，维护患者合法权益，防范医疗纠纷的发生，维护良好的医疗秩序，确保医疗安全，根据卫生部《医院管理评价指南（试行）》的要求并结合我院实际，制定本制度。

一、医患沟通的要求

在为患者提供医疗服务的同时，全院医务人员必须与患者和（或）家属进行良好的沟通与交流。

二、医患沟通的时间

1. 门诊医师接诊时，应在规范接诊的基础上，就疾病诊疗的有关情况向患者或家属做必要的告知，争取患者对诊疗的理解。必要时，将沟通的关键内容记录在门诊病历上。

2. 病区医护人员接诊时，应与患者或家属进行有关疾病诊疗、住院事项等方面的沟通。

3. 住院患者的主管医师必须在患者入院后尽早、及时地与患者或患者委托人（监护人）就疾病的诊断和诊疗相关问题进行充分的交流和沟通，然后签署住院患者诊疗知情同意书。

4. 患者住院期间，医护人员在下列情况下必须与患者及时沟通：①患者病情变化时；②有创检查及有风险处置前；③变更治疗方案时；④最贵药品使用前；⑤发生欠费且影响患者治疗时；⑥危、急、重症患者疾病变化时；⑦术前和术中改变术式时；⑧麻醉前（应由麻醉师完成）；⑨输血前；⑩对医保患者采用医保以外的诊疗或药品前。

5. 患者出院时，医护人员应与患者或家属就诊疗情况，出院后饮食，用药等注意事项以及是否定期随诊等进行沟通。

三、医患沟通的内容

1. 对患者的诊疗方案，医护人员要主动听取患者或家属的意见和建议，在不违背医疗原则的前提下，充分考虑患者或家属的意见。

2. 在诊疗过程中，医护人员应就疾病诊断，主要治疗措施，重要检查目的，患者的病情及预后，某些治疗可能引起的严重后果，药物不良反应，手术方式，手术并发症及防范措施，医疗收费等与患者或家属进行沟通，听取患者或家属的意见和建议，解答提出的问题，争取患者和家属对诊疗过程密切配合。

3. 在诊疗中，医务人员要对患者机体状态进行充分的综合评估，科学预测推断疾病转归及预后，尊重患者的知情权，与患者或家属进行诊疗转归的详细沟通，使其对疾病发展有所了解。

四、医患沟通的方式

1. 可根据实际情况采取床旁沟通，分级沟通，集中沟通，出院回访等多种方式进行医患沟通。

2. 根据患者病情的轻重，复杂程度以及预后可能，应由不同级别的医护人员及时沟通。如已经发生或有发生纠纷的趋向，要由主管的副主任医师（或以上级别医师）重点沟通。

3. 各病区要加强对患者的健康教育，坚持落实患者座谈会制度，每月至少组织一次座谈会，与患者及家属进行集中沟通，并做好记录。

4. 各病区建立对出院患者满意度调查制度。每个病区设立意见箱，每个患者出院时应填写满意度调查表，填写后投入意见箱。

五、医患沟通的方法

1. 对可能出现问题或纠纷的患者，应立即采取预防为主的方法，将其作为重点沟通对象，做到心中有数，并进一步有的放矢地与患者沟通，消除患者心中疑虑。

2. 如责任医师与患者或家属沟通有困难或患者家属情绪激动时，应变换沟通者，即另换其他医务人员、上级医师或科主任与其进行沟通。

3. 对需要进行某些特殊检查、治疗，重大手术的患者，不配合或不理解医疗行为的患者或家属，或一些特殊（如丧失语言能力）的患者，应当采用书面形式进行沟通。

4. 当下级医生对某些疾病的解释不肯定时，应当先请示上级医师或与上级医师一起共同与患者沟通。

5. 诊断不明或疾病病情恶化时，在沟通之前，医师之间、医护之间、护士之间要先进行相互讨论，统一认识后由上一级医师对家属进行解释，避免由于沟通不统一导致患者和家属的不信任和疑虑。

六、医患沟通的记录

1. 对患者沟通的情况，医护人员需在患者的病历中结合《病历书写规范》的要求按规定形式记录清楚。

2. 沟通记录的内容要着重记录沟通的时间、地点、参加沟通的医护人员、患者及其家属姓名、沟通的实际内容、沟通结果，必要时在记录的结尾处要求患者或家属、参加沟通的医护人员签名。

第一章 规章制度

七、医患沟通的评价

1. 院、科两级对医患沟通制度的执行情况，要定期征求患者意见，进行检查和考评。

2. 因未按要求进行医患沟通，或医患沟通不当引发医疗纠纷的，医院将从经济或行政方面给予处罚。

（刘文超）

第九节　医疗纠纷管理制度

一、医疗纠纷登记报告处理制度

1. 发生医疗纠纷时，应立即向医教部口头报告，并将时间、经过、性质、处理意见，整理成书面材料上报医疗科。

2. 医疗纠纷发生后，必须迅速采取积极有效的处理和防范措施。

3. 医疗纠纷发生后由科室主任或病区主任负责组织讨论、与患者或家属沟通并及时处理，必要时医疗科协助解决。

4. 如需提交院内专家讨论的纠纷，由科室负责提供材料，所提供的材料必须确切，并附有科室的讨论意见，由院医疗纠纷鉴定专家组进行讨论，提出处理意见。

5. 相关负责人和所属科室应写出今后整改措施，送医教部备案。

6. 科室应建立医疗纠纷登记制度，建立登记本，对所发生的医疗纠纷应定期讨论，总结教训，做好记录，防止类似情况再发生。

二、医疗投诉和纠纷的处理程序

1. 医疗纠纷发生后，科室应立即向医教部报告。

2. 由医疗问题所致的纠纷，科室应先调查，迅速采取积极有效的处理措施，控制事态，争取科内解决，防止矛盾激化，并接待纠纷患者及家属，认真听取患者的意见，针对患者的意见解释有关问题。

3. 主管部门接到科室报告或家属投诉后，应立即向当事科室了解情况，与科主任共同协商解决办法，如果患者不能接受，请患者就问题的认识和要求提供书面材料，然后找有关负责人调查了解问题的详情，提出解决问题的方案，并向分管副院长汇报，与患者协商处理意见。

4. 对主管部门已接待，但仍无法解决的医疗纠纷，建议患者按法定程序进行医疗鉴定。当事科室应及时备齐所需病案摘要、原始病案、有关资料及科室意见。

5. 患者及家属向法院起诉或申请省市鉴定后，当事科室指定副主任医师以上人员出席，必要时职能部门陪同。

6. 医疗科根据医疗纠纷的性质、对医院的影响及造成的经济损失对科室和个人提出相关处理意见，并报院部领导审批。

三、科室防范医疗纠纷、事故的重点措施

1. 严格落实医疗制度和操作规程，对住院医师进行系统培训，全面提高医疗服务质量及个人业务素质。

2. 加强业务学习及基本技能培训，提高专业技术水平。

3. 加强质量安全意识教育，严格质量关键过程流程管理，增强职业忧患意识。

4. 加强服务意识教育，全面转变服务态度，突出"以人为本"的服务宗旨。

5. 严格落实各项告知制度，加强对高危关键环节及重

点患者的关注，提高与患者及家属沟通的能力和技巧，对患者及家属提出的问题要认真对待，妥善解答。

6. 定期召开科内质量与安全管理工作会议，总结经验，查找不足，提出整改措施，确保医疗安全。

（刘文超）

第十节　与患方谈话确定治疗方案制度

一、治疗前谈话实行二线医生负责制。

二、谈话对象是具备完全民事行为能力的患者、家属及其相关人员（监护人、法定或委托代理人、近亲属等）。

三、谈话内容为患者病情、检查项目、治疗措施等相关情况及其存在的医疗风险。

四、患者或授权人及谈话医师应在相应的知情同意书上签名并签署日期。

五、由于风险、费用等原因患方不同意最佳诊疗方案时，应拟定次选方案，并由患方签字确认。

（薛　妍）

第十一节　聘用制人员定期考核制度

一、每季度对聘用制人员考核一次。

二、考核一级指标为医德与作风纪律、基础理论、临床核心能力、发展潜力、身心素质五个方面。

三、考核二级指标为职业道德、劳动纪律、工作责任心、临床专业知识、相关学科知识、医学基础知识、临床能力、基本技能、交流沟通能力、科研能力、专业外语能力、利用信息能力、身体素质、心理素质、适应能力共 15 项。

四、按照评价指标，对聘用医生进行年度评价，得出相应的分数，根据分值排出名次。

五、实行末位淘汰，对排名垫底的聘用医生考虑经济处罚或解聘。

（薛　妍）

第十二节　肿瘤科病房院内感染管理制度

一、我科在医院感染管理委员会的领导下，以科主任负责，住院总医师、护士长、监控员为感染小组成员，负责本科室医院感染疾病的监控工作及资料收集上报。按时完成本科室预防医院感染各项监测、登记，做到记录完整、准确。

二、遵守医院感染管理的无菌操作、消毒隔离、一次性使用无菌医疗用品管理，合理使用抗生素及各项规章制度。

三、按照医院感染管理诊断标准，怀疑为医院感染发生时，及时进行病原学检查药敏试验，明确诊断，合理使用抗生素，暴发流行感染时，于 24 小时内上报医院感染管理科并提出有效地控制措施，按隔离制度进行严密隔离。

四、认真填写病历首页感染项目，及时向医院感染管理科上报感染病例，科室楼爆率不高于 20%。

五、对所有住院患者进行医院感染控制相关的健康教育，及化疗期间的感染预防措施教育。

六、住院患者的安置应采取感染患者与非感染患者分开，特殊感染患者单独安置的原则。

七、氧气湿化瓶、雾化器每天消毒，用毕进行终末消毒，干燥保存。

八、大剂量化疗患者采取全环境保护措施，防止骨髓抑制期发生感染。

九、干细胞移植患者严格执行层流和病房消毒隔离制度。

（黄　颖）

第十三节　肿瘤科护理质控小组工作制度

一、目的

发挥质控小组的作用，及时修定护理计划、措施，严格按质量标准进行监督、考评。

二、人员组成

组长　护士长

组员　责任护士、教学组长、办公室护士

三、职责

1. 护士长负责护理质量的全面检查，重点检查责任护士、教学组长、办公室护士工作。

2. 责任护士负责检查辅助护士、药疗护士、护工工作。

3. 教学组长负责肿瘤科临床护理教学，安排检查各教员带教情况。

4. 办公室护士负责急救车、医嘱及出入院患者工作。

四、检查依据

包括西京医院护理质量考核标准、西京医院各班次工作质量考核标准、护理系统通过工作制度、护理人员岗位职责、专科工作程序、护理系统 ISO 文件。

五、考核办法

1. 周一大查对医嘱，重点检查办公室护士工作。

2. 周二检查治疗班工作情况，包括治疗室规范化。

3. 周三检查重患者基础护理落实情况，重点检查护理。

4. 周四检查卫生日护理班工作落实情况，急救器材、药品。

5. 周五检查每周教学实施情况，进行一周工作讲评。

6. 每月最后一周周五晨会讲评一个月工作情况，对存在的问题制定改进措施。

六、记录

1. 西京医院各班次工作质量考核表。

2. 科室护理质量考核、讲评登记本。

3. 护士长工作手册。

七、奖惩标准

1. 奖励标准

（1）护理人员每杜绝一次漏洞或受患者表扬一次在全科护理晨会给予表扬。

（2）护理人员表现突出，护理部考核成绩优异，全年无护理漏洞及差错，给予奖励。

2. 惩罚标准

（1）科室内患者投诉，经调查情况属实，被投诉人写书面检查，并在全科晨会检讨，并扣除当月奖金。连续 2 次患者投诉辞退工作。

（2）护理人员一年内发生 5 次漏洞，由护士长向护理部报差错一次，责任人不能参与优秀护士及其他先进人物的评选。

（黄　颖）

第十四节　肿瘤科护理实习带教制度

一、目的

理论和实践相结合；培养学员良好的职业道德，树立全心全意为伤病员服务的思想。

二、管理结构

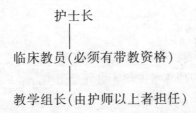

护士长
｜
临床教员(必须有带教资格)
｜
教学组长(由护师以上者担任)

三、教学目标

1. 了解肿瘤科常用化疗药物的注意事项。
2. 全面了解肿瘤科的护理常规。
3. 熟练掌握基础护理操作技术。
4. 掌握护患沟通方式、方法。

四、教学计划（表 1 – 1）

表 1 – 1 肿瘤科护理教学计划

带教环节	时间	内容	主讲人
入科介绍	第一天上午	病区管理，规章制度，学员职责，科室人员	护士长或教学组长
专科讲课每周 ≥1 次	第一周	肿瘤科常用化疗药物应用注意事项	李笑敏
	第二周	肿瘤科患者的心理护理	刘仙黎
	第三周	肿瘤患者的血管保护	王晓棉
	第四周	如何和患者进行沟通、交流	王晶晶
教学查房每月≥1 次	第三周	紫杉醇临床应用时的注意事项及护理	教学组长
晨会提问每周 2 次	每1/2 周	基础护理理论和每周讲课内容	护士长
出科小结	第四周	劳动纪律，考核情况，实习手册，征求意见	护士长或教学组长

五、奖惩制度

1. 惩罚制度

（1）实习学员在实习期间，未经护理部同意无故不来者，由护士长上报护理部。

（2）实习学员迟到早退者给予批评教育。

（3）实习学员未经教员允许擅自操作者，按差错事故给予处理。

（4）实习学员在工作中发生差错事故者，由带教教员负责。

（5）带教教员不认真带教者，取消带教资格。

2. 奖励制度

（1）带教教员受学生连续三次提名表扬者给予护理晨会表扬。

（2）实习学员在科实习表现良好者上报护理部。

（黄　颖）

第二章 肿瘤治疗基础

第一节 化疗一般原则

一、化疗前的准备

患者在接受化疗之前，诊断必须明确。诊断不明确者原则上不进行化疗。通常根据肿瘤发生的部位、组织学类型、患者的体表面积、体力状况、外周血白细胞与血小板计数以及肝、肾功能与心功能状况等项指标综合分析，准确选择化疗方案，确定药物剂量。

1. 体表面积

体表面积是决定药物剂量的基本参考因素。体表面积可根据患者的身高和体重进行推算，将各人的身高值与体重值连线，该连线与体表面积刻度的交叉点即为体表面积值（单位：m^2）。

2. 体力状况

根据表中两种评分标准判定患者的体力状况。体力状况较好者可接受化疗，较差者化疗宜慎用（表 2 - 1）。

表 2 - 1 肿瘤患者体力状况评分标准

Kamofsky（KPS）		Zubrod - ECOG - WHO（ZPS）	
评分标准	得分	评分标准	得分
正常，无症状及体征	100	正常活动	0
能进行正常活动，有轻微症状及体征	90	有症状，但几乎完全可自由活动	1

Kamofsky （KPS）		Zubrod – ECOG – WHO （ZPS）	
评分标准	得分	评分标准	得分
勉强可进行正常活动，有一些症状及体征	80		
生活可自理，但不能维持正常生活或工作	70	有时卧床，但白天卧床时间不超过 50%	2
有时需要人扶助，但大多数时间可自理	60		
常需人照料	50	需要卧床，卧床时间白天超过 50%	3
生活不能自理，需特别照顾	40		
生活严重不能自理	30	卧床不起	4
病重，需住院积极支持治疗	20		
病危，临近死亡	10		
死亡	0	死亡	5

3. 外周血白细胞、血小板计数

通常患者外周血白细胞大于 $4.0 \times 10^9/L$、血小板大于 $100 \times 10^9/L$ 时可以进行化疗。低于此数值但又必须进行化疗时，可考虑减少用药剂量或／和用粒细胞集落刺激因子支持。

当血小板计数 $\geqslant 100 \times 10^9/L$，血细胞计数 $(3.0 \sim 3.5) \times 10^9/L$、$(2.5 \sim 3.0) \times 10^9/L$ 时，分别选取药物剂量的 75% 和 50%。当血小板计数 $(50 \sim 99) \times 10^9/L$ 时，选取药物剂量的 50%。当血小板计数 $< 50 \times 10^9/L$，白细胞计数 $< 2.5 \times 10^9/L$ 时应停止用药。

4. 肝功能状况 （表 2 - 2）

表 2 - 2　肝功能损伤时抗癌药物的剂量调整

血清胆红素	SGOT	用　药　剂　量					
（μmol/L）	（U/L）	ADM	VCR	VP - 16	CTX	MTX	5 - FU
25.65 ~ 51.30	60 ~ 180	50%	50%	50%	100%	100%	100%
51.30 ~ 85.50	>180	停用	停用	停用	75%	75%	100%
>85.50		停用	停用	停用	停用	停用	停用

5. 心肺功能状况

蒽环类抗癌药可引起心肌损害，严重者可发生心力衰竭，其发生率与药物总剂量有关。可使用大剂量 CTX 和 5 - FU 者少数患者也可发生心肌损伤。心前区及纵隔放疗患者可增加心肌损害的危险。因此在应用上述药物时需预先评估患者的心功能状态，防止心肌损伤的发生。

6. 肾功能状况 （表 2 - 3）

表 2 - 3　肾功能损伤时抗癌药物的剂量调整[1]

肌酐清除率	血清肌酐	尿素氮	用　药　剂　量			
（ml/min）	（μmol/L）	（mmol/L）	DDP	STZ	MTX	其他[2]
>70	<132.6	<7.2	100%	100%	100%	100%
70 ~ 50	132.6 ~ 176.8	7.2 ~ 14.3	50%	50%	50%	75%
<50	>176.8	>14.3	—	—	20%	50%

注：[1]蛋白尿≥3g/h 也应调整剂量；[2]其他药物指 BLM、VP - 16、VM26、CTX、MEL、PCB、MMC、HMM、DTIC

二、化疗中的注意事项

1. 止吐剂应用

一般于化疗用药前 30min 给予 5 - 羟色胺受体拮抗剂，可加用地塞米松以增强止吐效果。

2. 防止过敏反应

紫杉类药物易导致过敏反应，因此必须注意防范：

①地塞米松 8~10mg，用药前 8~12h、用药当天及用药后第 2 天口服或静脉注射；②苯海拉明 50mg，用药前半小时口服或肌肉注射；③西米替丁 300mg，用药前半小时静脉注射。

3. 水化与利尿

对肿瘤负荷大且对化疗敏感的肿瘤，以及应用肾毒性较强的药物（如大剂量 CDDP）时尤应注意：①用药前输液 1000ml；②用药后快速静滴 20% 甘露醇 250ml；③输液总量每日 3000~4000ml，补钾 3.0g；④输液结束前根据尿量给予速尿 20~40mg。

4. 注意用药顺序

联合化疗时，如 LV + 5 - FU 方案中，宜 LV 先于 5 - FU 给药；TXL + ADR 方案中，ADR 先于 TXL 给药，TXL + CDDP、5 - FU 时，TXL 先于 CDDP、5 - FU 给药。

5. 用药方式

一般来说，周期非特异性药物宜静脉一次注射，以期发挥最大作用。但各个药物有其配伍与稀释的具体要求，用药时应予注意，如 NVB 宜短时间（15~20min）内快速静脉输入，注药后至少输等量生理盐水冲洗并避免药物外渗，以防止静脉炎及局部皮肤坏死；蒽环类药物如 ADR、EPI，一般为静脉冲入给药，但因其心脏毒性作用，目前建议用药方式为快速静脉滴入甚至 24h 连续静脉输入，可使药物累计量由不超过 $450mg/m^2$ 增至 $800~1000mg/m^2$。

6. 药物外渗的处理

某些化疗药物如蒽环类、长春碱类及 MMC 漏入皮下，可引起化学性炎症，表现为局部红肿、严重疼痛，需立即处理：①立即停注药物，拔出针头；②用生理盐水作局部皮下注射，并用 2% 普鲁卡因局部封闭；③用氢化可的松琥珀酸钠外敷或用二甲基亚砜外敷；④冷敷。

7. 停药观察

包括：①呕吐频繁，影响进食或电解质平衡；②腹泻超过每日 5 次或出现血性腹泻；③白细胞计数 $< 3 \times 10^9/L$ 或血小板计数 $< 60 \times 10^9/L$；④感染性发热，体温 $>38℃$；⑤出现并发症如胃肠道出血、穿孔、大咳血；⑥心肌损害；⑦中毒性肝炎；⑧中毒性肾炎；⑨化学性肺炎或肺纤维变。

三、化疗后的观察

1. 药物的毒副作用

（1）毒性　化疗药物在杀伤癌细胞的同时，对人体的某些正常组织器官也有不同程度的损害。常用化疗药物的器官毒性（表2-4）。

表2-4　常用化疗药物器官毒性

药物	毒性								
	骨髓	肾	肺	肝	外周神经系统	中枢神经系统	黏膜	心脏	头发
烷化剂	+++	-	+	-	-	-	+	+	++
伯莱霉素	+++	-	+++	-	-	-	+	-	+
阿糖胞苷	+++	-	-	+	-	-	++	-	+
蒽环类	+++	-	-	++	-	-	+++	+++	+++
足叶乙甙	+++	-	-	-	-	-	++	-	+++
氟尿嘧啶	++	-	-	-	-	-	+++	-	-
异环磷酰胺	++	++	+	-	-	++	+	+	++
氨甲喋呤	++	++	+	+	-	-	++	-	-
亚硝基脲类	+++	++	++	++	-	-	++	-	+
卡铂	+++	+	-	-	-	-	+	-	-
顺铂	++	+++	-	-	-	+++	+	-	-
紫杉类	+++	+	+	-	+++	-	+	+	+++
长春碱类	+	-	-	-	+++	-	-	-	-

（2）分类　世界卫生组织将抗癌药物的毒副作用分为0、Ⅰ、Ⅱ、Ⅲ、Ⅳ度（表2-5）。

表 2-5　抗癌药毒副反应的分度标准（WHO 标准）

项　目	0 度	Ⅰ度	Ⅱ度	Ⅲ度	Ⅳ度
血液学					
血红蛋白（g/L）	≥110	95~109	80~94	65~79	<65
白细胞（10⁹/L）	≥4.0	3.0~3.9	2.0~2.9	1.0~1.9	<1.0
粒细胞（10⁹/L）	≥4.0	1.5~1.9	1.0~1.4	0.5~0.9	<0.5
血小板（10⁹/L）	≥100	75~99	50~74	25~49	<25
出血	无	瘀点	轻度失血	明显失血	严重失血
消化系					
胆红素	≤1.25×N	1.26~2.5×N	2.6~5×N	5.1~10×N	>10×N
SGOT/SGPT	≤1.25×N	1.26~2.5×N	2.6~5×N	5.1~10×N	>10×N
碱性磷酸酶	≤1.25×N	1.26~2.5×N	2.6~5×N	5.1~10×N	>10×N
口腔	正常	疼痛、红斑	红斑、溃疡可进一般饮食	溃疡只进流食	不能进食
恶心呕吐	无	恶心	短暂呕吐	呕吐需治疗	难控制的呕吐
腹泻	无	短暂（<2d）	能忍受（>2d）	不能忍受，需治疗	血性腹泻
便秘	无	轻度	中度	重度，腹胀	腹胀，呕吐
肾脏					
尿素氮	≤1.25×N	1.26~2.5×N	2.6~5×N	5.1~10×N	>10×N
肌酐	≤1.25×N	1.26~2.5×N	2.6~5×N	5.1~10×N	>10×N
蛋白尿	无	+	++ ~ +++	++++	肾病综合征
血尿	无	镜下血尿	严重血尿	严重血尿+血块	泌尿道梗阻
肺	正常	症状轻微	活动后呼吸困难	休息时呼吸困难	需完全卧床

续表

项　目	0 度	Ⅰ 度	Ⅱ 度	Ⅲ 度	Ⅳ 度
药物热	无	<38℃	38℃~40℃	>40℃	发热伴低血压
变态反应	无	水肿	支气管痉挛无需治疗	支气管痉挛需治疗	过敏反应
皮肤	正常	红斑	干性脱皮，水泡，瘙痒	湿性皮炎，溃疡	剥脱性皮炎并坏死，需手术
脱发	正常	少量脱发	中等斑片脱发	完全脱发但可恢复	不能恢复的脱发
感染	无	轻度感染	中度感染	重度感染	重度感染伴低血压
疼痛	无	轻度	中度	重度	难治
心脏					
节律	正常	窦性心动过速，休息时心率110次/分	单灶 PVC，房性心律失常	多灶性 PVC	室性心律失常
心功能	正常	无症状，但有异常心脏体征	有暂时心功能不全症状，但无需治疗	有心功能不全症状，治疗有效	有心功能不全症状，治疗无效
心包炎	无	有心包积液无症状	有症状，但不需要抽水	心包填塞，需抽水	心包填塞，需手术治疗
神经系统					
神志	清醒	短暂嗜睡	嗜睡时间不到清醒的50%	嗜睡时间多于清醒的50%	昏迷
周围神经	正常	感觉异常和（或）腱反射减弱	严重感觉异常和（或）轻度无力	不能耐受的感觉异常和（或）显著运动障碍	瘫痪

注：N 指正常值上限；PVC 指房性早搏；便秘不包括麻醉药物引起的；疼痛指药物所致疼痛，不包括疾病引起的疼痛。根据患者对止痛药的耐受情况，也可帮助判断疼痛程度

　　（3）防治　第一个是注意预防骨髓抑制。白细胞半衰期为 6h，血小板 5~7d，红细胞 120d，故化疗最常引起白

细胞和血小板减少，长期化疗也可引起贫血，化疗后宜每周检查 1～2 次血常规，并依据骨髓抑制程度调整下一周期化疗药物用量，当日白细胞低于 $2.5 \times 10^9/L$ 时，需皮下注射粒细胞集落刺激因子，一般用量为每次 75～150μg。白细胞数低于 $1.0 \times 10^9/L$ 可加大剂量至每日 300～500μg。血小板减少并出现出血倾向时，需及时补充血小板悬液。

第二是注意器官毒性。化疗药物可引起肝、肾、心、肺及胃肠道毒性，在处理上以预防为主，只要在药物种类、剂量和辅助治疗措施等三方面掌握得当，绝大多数严重的毒副作用都可避免发生，具体方法参见本章第一部分。

2. 实体瘤疗效评价标准（表 2-6）

表 2-6 WHO 与 RECIST 实体瘤疗效评价标准比较

疗效评价	WHO 可测量病灶	RECIST 目标病灶
测量方法	两个最大直径乘积变化	最长径总和变化
CR	全部病灶消失维持 4 周，无新病灶出现	全部病灶维持 4 周，无新病灶出现
PR	缩小≥50% 维持 4 周，无新病灶出现	缩小≥30% 维持 4 周，无新病灶出现
SD	非 PR/PD	非 PR/PD
PD	增加≥25% 或出现新病灶	增加≥20% 或出现新病灶
CR	所有症状、体征完全消失，至少 4 周	所有非目标病灶消失，肿瘤标志物正常
PR	肿瘤大小估计减少≥50%，至少 4 周	无
SD	非 PR/PD	存在一个或多个非目标病灶和（或）肿瘤标志物持续高于正常值
PD	新病灶出现或原有病变估计增大≥25%	出现一个或多个新病灶和（或）已有的非目标病灶明确进展

注：CR（complete response），完全缓解；PR（partial response），部分缓解；SD（stable disease），稳定；PD（progressive），进展

四、化疗适应证、禁忌证

1. 适应证

（1）**血液系统肿瘤和化疗敏感肿瘤的内科治疗** 白血病、多发性骨髓瘤等血液系统肿瘤为全身性疾病，化疗是其主要的治疗方式。睾丸肿瘤、恶性葡萄胎、绒癌、小细胞肺癌、某些类型的恶性淋巴瘤等，对化疗敏感，部分患者可以治愈，其治疗手段是以内科治疗为主的综合治疗。

（2）**晚期肿瘤的姑息性治疗** 对于已发生全身播撒、无治愈可能的实体瘤，内科治疗可以延长生存期或改善生活质量，如晚期的乳腺癌、肺癌、大肠癌、胰腺癌、肾癌、恶性黑色素瘤、胃肠间质肿瘤等。

（3）**复发肿瘤的解救治疗** 手术或放疗（有时还包括辅助化疗）后肿瘤复发时常有远处转移，化疗是此类患者常用的解救治疗手段。这种治疗往往是姑息性的，如复发肺癌、乳腺癌、大肠癌等，但少数肿瘤仍有望通过解救治疗达到长期生存，如睾丸肿瘤、某些类型的恶性淋巴瘤等。

（4）**手术或放疗后的辅助治疗** 某些类型的肿瘤在手术或放疗后进行化疗可以减少复发，提高治愈率。辅助化疗的地位已经明确的肿瘤包括乳腺癌、大肠癌、非小细胞肺癌、卵巢癌、骨肉瘤等，乳腺癌等肿瘤辅助内分泌治疗的地位也已确立。

（5）**手术前的新辅助治疗** 对于骨肉瘤、头颈部肿瘤、非小细胞肺癌、乳腺癌、胃癌等，可以采用术前的新辅助治疗以清除体内微小转移病灶、减轻肿瘤负荷、降低术前分期、明确肿瘤对药物的敏感程度、提高手术切除率、保留器官及其功能。

（6）**同步放化疗** 放疗的同时进行化疗，可以通过化疗药物的增敏作用，提高放疗对肿瘤的局部控制效果，有时也可减少远处转移，以提高治愈率，改善生活质量，如小细胞肺癌、头颈部肿瘤等。近年的研究结果显示，对晚期头颈部肿瘤，放疗联合单抗类药物，也可以延长生存期。

（7）肿瘤急症的抢救性化疗　对化疗敏感的肿瘤引起急症时，可用化疗缓解症状，挽救患者的生命，为进一步治疗赢得时间，如脊髓压迫症、上腔静脉压迫症、脑转移瘤所致的颅内高压等。

（8）特殊途径给药　某些情况下需要通过特殊途径给药来达到治疗效果，如局部给药治疗某些类型恶性淋巴瘤的皮肤损害、腔内给药治疗恶性体腔积液、鞘内注射预防或治疗白血病或恶性淋巴瘤的中枢神经系统受侵、动脉给药治疗原发性肝癌等。

（9）抗肿瘤治疗的辅助用药、止痛等对症处理、营养支持治疗和心理治疗　近年来肿瘤化疗导致的各种毒副反应的防治受到了越来越多的重视，包括针对化疗药物引起的恶心呕吐和腹泻的防治、针对化疗后骨髓抑制的各种造血生长因子的应用等。此外，双膦酸盐类药物可以减少恶性肿瘤的骨相关事件。从关注患者而不是仅着眼于肿瘤本身的角度出发，止痛治疗以及其他肿瘤所致不良症候群（如慢性疲劳、胸闷、头晕、情绪低落等）的治疗也是肿瘤内科治疗的一部分。

2. **禁忌证**

（1）一般情况差、年老体弱、PS 小于 40 分；无法忍受化疗者。

（2）骨髓功能差、严重贫血、白细胞和血小板低于正常范围。

（3）肝功能异常者。

（4）严重心血管、肺功能障碍者。

（5）以往做过多程化疗、大面积放疗、高龄、骨髓转移、严重感染、肾上腺功能不全、有严重病发症等慎用或不用。

（6）患者不能按时治疗。

（7）不能充分合作的患者。

（8）缺乏适当的支持设施。

（刘文超）

第二节　分子靶向药物应用一般原则

随着分子生物学技术的提高和从细胞受体和增殖调控的分子水平对肿瘤发病机制的进一步认识，针对细胞受体、关键基因和调控分子为靶点的药物使肿瘤治疗进入了新的时代。人们称之为"靶向治疗"。靶向药物应用的一般原则有：

一、掌握分子靶向药物的分类

1. 靶向性的表皮生长因子受体阻断剂

如吉非替尼（gefitinib，Iressa，易瑞沙）、厄洛替尼（erlotinib，Tarceva，特罗凯）等。

2. 针对某些特定细胞标志物的单克隆抗体

如抗 EGFR 的单抗（cetuximab，Erbitux，西妥昔单抗）、抗 HER－2 的单抗（trastuzumab，Herceptin，曲妥珠单抗）、抗 CD20 的单抗（rituximab，利妥昔单抗）、表皮生长因子受体的特异性人源化单克隆抗体（Nimotuzumab，尼妥珠单抗，泰欣生）等。

3. 针对某些癌基因和癌的细胞遗传学标志的药物

如 Bcr－Abl 酪氨酸激酶抑制剂（imatinib，Glivic，伊马替尼）。

4. 抗肿瘤血管生成的药物

如血管内皮生长因子受体抑制剂（bevacizumab，Avastin，贝伐单抗）、重组人血管内皮抑制素（endostar，恩度）。

5. 多靶点多激酶抑制剂

如索拉菲尼（sorafenib，多吉美）、苹果酸舒尼替尼（Sunitinib Malate，索坦）。

6. 泛素－蛋白酶体抑制剂

如硼替佐米（bortezomib，万珂）。

7. 抗肿瘤疫苗

如中药多糖、抗肿瘤免疫核糖核酸等。

8. 基因治疗

肿瘤的免疫基因治疗、直接杀伤或抑制肿瘤细胞的基因治疗、改善肿瘤化疗疗效的基因治疗、抗肿瘤血管生成的基因治疗等，但此治疗手段尚不成熟。

二、掌握分子靶向药物的优势

1. 它只针对肿瘤细胞发挥作用，降低了对正常细胞的杀伤，全身毒副反应较低。

2. 患者可以长期使用该药物，直到病情出现进展为止。

3. 尤其适用于难以耐受或抗拒放、化疗，以及失去手术机会的患者。

三、科学研究，合理利用靶向药物

靶向药物具有其特殊的针对性和有效性，应根据个体化原则选择适合的特定人群。

由于靶向药物较昂贵，并不是所有的肿瘤患者都适用，故科学预测靶向药物分子标记，确定适合靶向治疗患者显得非常重要，以下为基因靶标检测的重要性之体现：

1. EGFR 突变，尤其是外显子 19 缺失突变与肿瘤对 EGFR 酪氨酸激酶抑制剂（EGFR－TKI）的敏感度有重要关系。

2. Her – 2（人表皮生长因子受体）阳性为赫赛汀使用前的检测条件。

3. K – ras12 位/13 位氨基酸未突变、61 位基因未突变为西妥昔单抗使用的检测条件。

4. C – kit 基因 EXON9/11/13/17 突变、PDGFR（血小板源性生长因子受体）EXON12/18 突变、BCR/ABL 阳性均为伊马替尼使用的检测条件。

5. 检测 KRAS 基因的突变、EGFR（表皮生长因子受体）T790M 突变可作为 EGFR 靶向治疗耐药性产生的重要预测指标。

四、分子靶向药物临床使用中注意事项

1. 大分子单克隆抗体主要为静脉输注，输注时要严格按照医师护士的要求，不能随便调整滴速，出现不适及时向医师护士反映。

2. 小分子酪氨酸激酶抑制剂主要为口服，为避免其胃肠道刺激及食物对其吸收的干扰，一般建议患者早餐半饱后半小时服用药物，同时喝约 500ml 水。

3. 密切观察药物使用过程中或使用后的副反应，如有较为严重的副反应，经临床医师判断后，做出减量或停药等决定，必要时给予积极治疗，并详细记录于病历。

4. 开始使用靶向药物后，同全身化疗一样，需要定期评估疗效（根据不同部位肿瘤选择相应的影像学检查），仔细阅片对比，如用药期间出现病情进展，则可作为停药指征。

5. 部分靶向药物可申请慈善赠药，因其费用昂贵，尽力帮助患者上交申请。

五、分子靶向药物的常见副反应

1. 易瑞沙治疗中最常见的是痤疮样皮彦和腹泻，但最严重的是间质性肺病，一旦发生应立即停药并给予相应的治疗。

2. 贝伐单抗的副作用主要有高血压和蛋白尿。

3. 多吉美和索坦的副作用主要包括手足皮肤反应、疲劳、腹泻、El腔溃疡等，也可以引起高血压。索坦治疗后，甲状腺功能低下的发生率在 20% 左右，需要补充外源性甲状腺素治疗。

4. 替昔罗莫司的主要副作用有血糖和血脂增高，以及间质性肺炎，可引起呼吸困难。

5. 绝大多数以新生血管为治疗靶点的分子靶向药物都有潜在的引起出血的危险，而且可能会延迟伤口的愈合。

6. 由于这些新药被用于人体的时间还不长，很可能还有其他少见的或远期的副作用还没有被发现，还有待严密观察、勤做记录。

六、总结

肿瘤的治疗应根据患者的身心状况、肿瘤的具体部位、病理类型、侵犯范围（病期）和发展趋向，结合细胞分子生物学的改变，有计划地、合理地应用现有的多学科各种有效治疗手段，以最适当的经济费用取得最好的治疗效果，同时最大限度地改善患者的生活质量。

（郭　英）

第二章　肿瘤治疗基础

第三节　抗肿瘤药物临床研究规范

一、GCP 的定义

GCP 是用以设计、实施和报告临床试验的一种规范，以便向公众保证资料的完整可靠、患者的权益和隐私能得到保护。

1. GCP 受益对象

临床试验规范对患者、研究员、赞助者各方提供更佳的保护。

2. 临床试验规范的内容

临床试验规范包括患者的保护，赞助者、监察者，研究人员的责任，监察，研究方案和病例报告表（CRF），安全性的监察，统计学处理，记录保持及资料管理，药物的管理及清点，质量保证。

二、伦理问题

赫尔辛基宣言是对进行人类生物医学研究的医生的建议原则，在 1966 年 6 月芬兰赫尔辛基第十八届医学大会上通过，并于 1975 年（东京）、1983 年（威尼斯）、1989 年（香港）世界医学大会修订。

1. 赫尔辛基宣言强调患者的权利潜在的利益和危险，保障患者身体及精神上的福利。患者的隐私一定要得到保护通知患者取得同意。患者有不参与的权利。参加以后也有随时退出的权利。

2. 知情同意书一定要解释研究的目的、参与的时间和观察的步骤合理及可预见的危险（如已知的不良反应其他药物的使用等）其他治疗如有问题可与谁人联系。

3. 道德伦理文员会（IEC）的组成包括医疗专业人士

（如医生、护士、药师等），非医疗专业人士（如神职人员、律师、医院行政人员、一般市民），包括男性和女性。

三、临床研究设计

1. 研究方案

一定要清楚、明确，能提供有用资料，通常建议只有一个首要目的及几个（有限的）第二目的需要验证的假设。

2. 研究方案的产生

（1）研究的首要目的是显示药品 A 和 B 在无病生存期方面的疗效，第二目的是找出研究药物的安全性及耐受性、找出生存比率、生活质量的提高。

（2）研究药代动力学制定合适剂量是理论基础即进行研究的理由。

（3）延长患者的生存时间。

（4）改善患者的生存质量。

（5）评估耐受能力，改善安全性减少其他药物。

（6）减少住院的时间制定疗程的长短。

3. 病例报告表的产生

（1）要与研究方案一致要能收集到所有需要分析的数据。

（2）要准确。

（3）要简单。

4. 研究的执行

临床试验开始前监察员一定要保证已取得以下文件：

——伦理委员会管理机构批准；

——已签署的方案和研究协议；

——研究者的履历，实验室检测的正常范围值；

——研究物品（药物、个案报告表）。

研究开始→研究监察→个案报告表的整理及更改→研究结束探访→原始资料的证实。

5. 监察

首要目的是核对资料的准确性以保证得到最客观的结果。

（1）监察员（monitor）的任务　监察临床研究的进行、验证资料、协助研究者进行工作、在赞助者与研究者中作沟通工作、进行原始资料的核实并不等于做一个警察。

（2）为何需要监察员　临床规范需要、保证临床试验顺利进行、保证记录能合适的保存而能被审计、鼓励研究员、允许资料验证。

（3）监察的方法　书信、电话、查阅病例报告表（CRF）并使所填资料皆为正确、进行原始资料证实、问题讨论（如患者选速度，方案的依从性）、检查研究物品、鼓励工作人员。

6. 可被收取的病历报告表

（1）没有缺漏，合乎规定，准确和前后一致的资料。

（2）所有的更改一定要由适当人士签署并记录日期。

（3）原始资料证实。

（4）个案报告表与原始资料对照，如医院或诊所记录、实验室结果和诊断结果等。

7. 每个患者所要检查的主要资料

（1）患者同意书。

（2）主要入选和排除标准。

（3）取得患者同意。

（4）患者需随身携带他们的个人临床研究的资料及药品，以防在意外时其他人可及时知道。

研究员一定要对研究物药有一定认识，包括药理学临床疗效、安全特性 safety profile、药物相互作用、更新的资料。

进行研究的地方一定要合适，要求足够的医疗、护理及试验室职员，实验室检测一定要核实，能提供紧急治疗，研究员一定要有时间去管理所进行的研究。

具备法律意识。要求研究员一定要按法例需要通知注册结构确保得到伦理委员会的批准，向赞助者报告不良反应如法例需要也向伦理委员会／注册结构的报告，同意财务安排并签署协议，记录研究资料，接受监察，管理和清点药物，撰写最终研究报告

8. 资料的报告

（1）内容 安全资料的处理（handing of safety data）、研究资料的处理、统计学分析、最终研究报告、文章发表。

（2）临床试验规范的其他益处 发表于被广泛认可的医学文献中，在本国或国际会议上发表有声望而质量高的医学文献一般都不愿意发表那些不按临床试验规范进行的临床试验。

9. ICH GCP 原则

国际协调会议（International Conference on Harmonization, ICH）目前成员有美国、欧洲和日本，ICH GCP 原则包括 13 条。

（1）临床试验应该按照赫尔辛基宣言中规定的医学伦理道德原则来进行。

（2）在开始一项临床试验前，应该评估试验对个人和社会的益处和危险，益处应该大于危险。

（3）受试者的权益，安全和福利应该是进行临床试验时需要重点考虑保护的。

（4）必须有足够的临床前研究和临床研究数据，以支持开展一项新药的临床试验。

（5）临床试验必须有严格的科学性，并且需在研究方案中进行清楚和详细地说明。

（6）一项临床试验必须遵循研究方案来进行，临床方案须得到医学伦理委员会的批准。

（7）包括临床治疗在内的所有涉及受试者的决策都应

第二章 肿瘤治疗基础

由有资格的临床医生负责。

（8）每一个参加临床试验的人员都应该是在医学教育、专业培训和研究实践中有资格、有经验的人士。

（9）在开始临床试验前，每一个受试者都应该自愿给予知情同意。

（10）临床试验中的所有数据，都应该妥善地记录、整理和保存，以便准确地进行报告、分析和确认。

（11）应该对研究记录进行保密并保护受试者的隐私。

（12）应该按照 GCP 原则生产、运送、和保存研究用药。

（13）应该推行对临床研究的各方面进行质量保证的工作系统和操作规程。

10. **总结**

（1）GCP 的目的是保护患者。

（2）保证资料的有效性。

（3）临床试验的各方面都包括在内。

（4）GCP 对所有阶段的临床试验皆适用。

11. **新药临床研究的设计**

新药临床研究应当由主要研究人员设计，并经伦理委员会审批后执行。一般内容包括。

（1）引言，说明药物研究的背景。

（2）目的，一般不能超过 2 项，越简单明确越好。

（3）患者的选择标准和不能入选的标准。

（4）研究设计。

（5）治疗计划。

（6）药物信息。

（7）不良反应和剂量调整。

（8）疗效和不良反应的指标。

（9）统计学。

（10）临床研究的进度和时间表。

（11）知情同意书。

（12）病例记录并表（CRF）。

（13）参考文献。

（14）主要研究人员和研究人员的姓名、地址、电话试验完成后应当归档，保存至少 5～10 年以供查询。

（刘文超）

第四节　全身热疗一般原则

一、全身热疗方案

1. 单纯全身热疗每 2 周 1 次，2～3 次为 1 疗程。

2. 全身热疗联合化疗者于每个化疗周期中进行。

3. 全身热疗时间每次约 180～240min，其中维持全身温度（40℃±0.5℃）时间为 90～120min。

二、全身热疗适应证

1. 复发转移性晚期恶性肿瘤。

2. 对化疗耐药、放疗抗拒的晚期恶性肿瘤。

3. 晚期肿瘤的姑息治疗，提高生活质量。

4. 全身多发弥散性肿瘤，如淋巴瘤、白血病等。

三、全身热疗禁忌证

1. 颅内肿瘤和脑血管疾病。

2. 心肺功能代偿不全。

3. 隐性心脏病，未能控制的高血压。

4. 出血倾向、体温 38℃以上。

5. 肝肾功能不全。

6. 植入心脏起搏器、怀孕患者。

7. 全身衰竭或 KPS < 60 分者。

8. 中暑、高热惊厥病史者。

9. 恶液质患者。

10. 感觉障碍和血循环障碍患者。

（陈　衍）

第五节　局部热疗一般原则

一、常规诊疗规范

热疗配合放疗用于肿瘤的治疗已经有数十年的历史，合理地应用放疗和热疗的综合治疗，可以将放疗对肿瘤的局部控制率提高 1 倍或 1 倍以上。合理地应用热疗和放疗，不仅起到协同增敏的作用，而且可以克服放疗、热疗间的缺陷，起到优势互补的作用。热疗可提高常用化疗药如顺铂（DDP）、丝裂霉素（MMC）、5－氟脲嘧啶（5－FU）、阿霉素（ADM）、泰素（TAXOL）等对肿瘤细胞的杀伤作用，同时又可逆转化疗耐药，因此热疗配合化疗用于临床具有独到的优势。

医生在选用热疗时往往在常规治疗手段无效时才想到热疗，此时，如采用单独热疗尽管可取得一定的疗效，但有效率较低，而且即使有效的患者，临床缓解时间较短，故临床上一般不主张单独热疗。如能在治疗早期，考虑到单独的化学治疗、或者放射治疗较难控制肿瘤时，及时加用热疗，不仅符合目前在肿瘤治疗中一贯强调的综合治疗原则，而且可以明显提高常规治疗手段（化疗和放疗）的有效率，从而进一步改善肿瘤患者的预后。

二、处理原则（热疗联合化疗的治疗原则）

1. 先化疗，后热疗为标准的治疗模式。虽然先化疗、后放疗的模式同标准模式相比，在疗效上并无明显差别，关键是化疗、热疗两种治疗手段的间隔时间要尽可能缩短。一般认为热疗对晚期大块性病变的治疗占有优势，主要是因为大块肿瘤较小肿瘤病变的热蓄积作用较为明显，因此利用热疗来治疗小块性病变的价值有限，但目前临床实践表明，非大块性肿瘤病变采用热疗和化疗的综合治疗一样可取得满意的疗效，而且在肿瘤的局部控制率方面优于大块性病变。

2. 热疗的次数取决于放疗时期的长短，一般主张热疗与化疗同步进行。但由于热耐受的影响，两次热疗的时间间隔最短不应低于 48 ~ 72h，也就是说每周热疗的次数最多为 2 次，且两次时间间隔最好超过 72h。当然也可采用每周1 次热疗的方法。

三、注意事项

1. 部加热最常见的并发症为局部皮肤烫伤，其发生率一般为 20% 左右。但如果在治疗过程中加以警惕并做一些处理，则这种并发症可以降低到最低点，如治疗时毛发过多的部位疗前要去除毛发；同时可考虑用循环水袋来降低表皮温度；对于特殊部位如腋下、腹股沟、手术刀疤区等易出现局部烫伤的区域，应注意避免局部温度过高。对出现皮肤烫伤者，局部可按照烫伤的处理原则进行治疗，一般在 1 ~ 2 周内可以愈合，并不影响其他治疗手段如放疗、化疗的进行。

2. 深部肿瘤在采用深部射频机进行加热时，其皮肤烫伤机率远低于微波治疗机。但因为深部热疗机采用的电磁波频段的影响，表现为皮下脂肪容易吸收过多的热量而形成"脂肪硬结"，尤其是对体厚肥胖者其发生率较高，患者主要表现为局部疼痛，查体加热区域脂肪较多的部位有局部硬结，这种反应在疗后数月的时间可以自行消失，对患者的生存质量并无太大的影响。同时医务人员在治疗过程中可采用相应的措施，从而将这种并发症降低到最低点。

3. 热疗是利用体外电磁波来实施治疗，因此对患者体内有金属标志物者，如心脏起博器、金属吻合器等，应列为热疗的绝对禁忌；因治疗温度的体外加热治疗可引起脑实质不可逆的损伤（脑实质插植热疗除外）脑部肿瘤也应列为热疗的禁忌；同时，对患者因严重的全身衰竭、心肺功能不全者，以及严重的器质性心脏病等，因热疗引起全身代谢率的增加，一般也属对热疗相对禁忌。

（张红梅）

第六节　体外循环热灌注化疗一般原则

一、治疗前检查

心电图、血常规、肝肾功能、血凝全套。

二、适应证

1. 恶性肿瘤引起的恶性胸腔、腹腔等多浆膜腔转移。

2. 腹盆腔恶性肿瘤肠系膜大网膜转移。

3. 消化道恶性肿瘤（尤其是胃肠道肿瘤）手术中发现肿瘤侵犯全层，术后种植或淋巴转移的机率较高，应考虑行腹腔灌注热化疗。

4. 消化道肿瘤（尤其是胃肠道肿瘤）肿瘤侵犯周围临近组织无法切除者。

5. 腹盆腔恶性肿瘤手术后发生种植转移。

6. 恶性腹腔积液、胸腔积液的治疗。

三、禁忌证

1. 各种原因引起的腹腔内脏器的严重粘连会导致穿刺针进入肠管的危险性增加。

2. 预计患者对化疗耐受性不够。

3. 心血管系统疾病及高血压在大量腹腔注水时可能引起心脏负担过重和血压升高，应慎用或禁用。

4. 腹腔有炎症病变时。

四、方法（以腹腔为例）

在 B 型超声（B 超）引导下选择左、右下腹穿刺点，常规消毒，局麻后行腹腔穿刺置管术，置入带侧孔的中心静脉导管，深度 10~15cm，引流通畅后，穿刺点用 3M 敷贴固定，末端接一次性引流袋，视患者具体情况决定引流腹腔积液的速度及记录单位时间引流出腹腔积液的量，引流速度不可过快，以防腹压突然降低。在全身情况允许的条件下，尽量将腹腔积液引流干净。根据患者体表面积个体化给予化疗药，地塞米松 5mg、2% 利多卡因 20ml 溶于 0.9% 氯化钠溶液 2000~3000ml 一并注入一次性灌注袋，排尽空气，采用体腔热灌注治疗系统，将药液加热并保持在 41℃~43℃，持续循环灌注 2h，3 次为 1 个疗程，间隔 3 周。

五、灌注常用药物

常用单一药物包括顺铂、紫杉醇、羟基喜树碱、5-氟尿嘧啶或 5-氟尿嘧啶核苷等。可联合 IL-2、香菇多糖等腔内注入免疫治疗。热灌注化疗药物的剂量根据疗程的间隔患者的个体状况，参照静脉化疗的剂量制定。因为腹腔用药全身毒副作用明显低于静脉用药，所以一般选用静脉剂量范围的高剂量。

（杨静悦）

第七节 腹腔热循环灌注治疗护理原则

一、患有高血压、糖尿病、心脏病等，治疗前应坚持服药，保持病情稳定，确保治疗安全。

二、从治疗前一餐开始不要吃易产气食物，如奶制品、豆制品、甜食、冷饮可乐等含气饮料，不宜饱餐。

三、治疗前排尽大小便，如有腹泻、大便干结，应及时处理，如 2d 以上未排便者，及时告知主管医生并进行处理。

四、体温大于 38℃者，根据情况选择治疗方法。

五、治疗时自带毛巾，治疗过程中患者出汗较多，宜穿全棉衣物，以便于吸汗。

六、治疗时要积极配合医生，尽量保持体位不变。

七、治疗后按压穿刺点 30 ~ 40min，防止漏液。如有明显漏液，及时告知医生，并予以处理。

八、治疗后注意保暖，适量活动、饮水，以利于药物的吸收及剩余液体的排出。

九、多数患者 24h 内可能有轻度的腹胀腹痛等不适，一般不需特殊处理，如 24h 后腹胀腹痛等症状加重，应及时告诉医生给与对症处理。

（黄　颖）

第八节 热疗护理原则

一、局部深部热疗护理宣教

1. 深部热疗治疗前，应告知患者治疗时间较长，需50～60min，治疗前嘱患者尽量少喝水，尽可能排空尿液。

2. 嘱患者穿棉质衣物，治疗时要充分暴露治疗部位，除去身上携带的金属及具有磁性的物质，以免发生烫伤。电场作用范围内的金属异物（如金属假肢或节育环等）可能吸收电磁波的能量，产生涡流导致组织烫伤。

3. 体温大于38℃者，慎做深部热疗。

4. 治疗过程中，治疗部位有热感是正常的，患者认为热感最舒适为佳。热感强，治疗效果相对好，但易烫伤。治疗过程中患者应及时将自己的受热感觉告诉护理人员。

5. 治疗过程中，如患者出汗较多，甚至汗湿床板或被单，一旦要暂停治疗，务必将汗擦干后，才可以继续治疗。条件允许，可使用风扇或空调降低治疗部位表面温度。

6. 热疗过程中，因人体表带有静电，故禁止患者接触电极仪器，其他人最好不要触摸患者，避免发生烫伤。

7. 热疗过程中，如需有特殊情况处理，例如患者换衣服、排尿、出汗等必须关闭高压电源，但整个治疗过程中，暂停次数不宜过多，以免影响治疗。

8. 治疗完毕后，个别患者皮肤表面可能会出现Ⅰ度或Ⅱ度烫伤，肥胖的患者（皮下脂肪厚度大于1.5cm）可能发生脂肪硬结，遇到此种情况，可向患者解释，无须作任何处理，1～2周后可自愈。

9. 治疗结束，嘱患者注意保暖，卧床休息15min后返回病房。

二、全身热疗护理宣教

1. 体温 >38℃ 及体内有金属物的患者禁忌全身热疗。

2. 察看血尿常规、尿糖、心电图等检查报告是否正常。

3. 治疗前选用合适的静脉留置针建立静脉通道并妥善固定，酌情输液 500 ~ 1000ml，以防止治疗过程中大量出汗而引起虚脱。

4. 嘱患者穿棉质易吸汗的衣裤（建议穿病号服），治疗前排空大小便，做适量放松运动。

5. 嘱患者去除体表所有金属物质（如手表、项链、耳环、金属眼镜、活动性金属义牙等），因为金属接触部位向外辐射热量，使皮温升高，因而易发生接触性烫伤。皮肤保持清洁，忌涂抹护肤类油性物质。

6. 治疗时因体力消耗较大，不宜空腹进行治疗。治疗前应保持充足睡眠，以确保有足够的体力，耐受热疗。

7. 治疗时可有家属在旁照料，以消除患者恐惧、紧张心理，保持身心放松，积极配合治疗。治疗期间由于患者体表带有静电，故严禁家属触摸患者身体及设备按键开关。

8. 全身热疗过程中患者出汗较多，热疗后应大量饮水，继续补液，特别要注意维持水电解质及酸碱平衡。

9. 治疗结束后应注意保暖，预防着凉引起感冒。

10. 患者返回病房后应继续密切监测生命体征变化（尤其体温），直至治疗结束后 24h。观察患者的意识，判断有无脑细胞损害症状；观察尿量及颜色，判断患者是否因机体丢失水分过多和补液不足；观察体表皮肤状况及有无迟发性水疱出现；做好体温反弹、皮肤烫伤等并发症的护理。

11. 热疗后应加强护理，改善饮食营养。治疗后 12h 内禁忌冰冷饮食。

（黄　颖）

第九节 肿瘤患者的护理原则

一、应用化疗药注意事项

1. 保持输液管道通畅，谨防外渗。输液肢体制动，固定牢固，尽量选弹性好血流较大的血管。

2. 静注化疗药时宜药慢。20~30min 推注完毕。

3. 持续静滴化疗药时多巡视观察。

4. 化疗前止吐剂用后 30min 至 1h 内静注化疗药，在此期间用药可最大限度发挥止吐剂的药效。

二、长期卧床患者的护理

易造成血流缓慢、血栓形成堆积性肺炎、褥疮、肌肉萎缩关节僵硬等。

1. 易受压部位，如骶尾部、左右髂脊处、肩胛部、内外踝、耳廓、枕骨粗隆。

2. 加海绵垫、褥疮垫。

3. 被动运动关节、四肢、主动运动、下床活动、勤翻身，1~2h 翻身 1 次。

4. 每天晨起用力咳嗽，改善肺功能。

三、输血、输液注意事项

1. 注意观察液体有无渗出，局部是否肿胀、疼痛。

2. 输液管道是否有空气、少量小气泡。

3. 注意查看液瓶液体是否走空，当还剩 10ml 时，按铃叫护士，提前准备配液体。

4. 留置针使用患者，观察留置针进皮肤处，有无红肿、硬结等炎性情况。

5. 输液肢体保持平稳、勿动。

6. 输血时，患者应记清自己的血型，两袋血之间用生理盐水间隔，首次输血时宜慢，20min 后，可调节所需速度。

7. 输血反应的观察如皮疹、局部痒、寒颤、发冷等。

8. 注意输液速度、入量、禁忌私自调节滴速。

9. 留置针使用患者，自己不要触动针头。

四、饮食

1. 进食清洁卫生的食物。

2. PLT 下降时进软食。

3. 进食粗纤维食物。

4. 补充各类营养及含铁食物。

（黄　颖）

第十节　肿瘤患者化疗期间血象观察及护理

一、防止感染

当白细胞 $< 3 \times 10^9/L$ 时，预防感染，具体措施如下。

1. 每日开门通风，早晚各 1 次，保持空气新鲜。

2. 紫外线消毒，每天 1 次，在晚间进行。

3. 限制陪人，探视人员。

4. 不吃生冷、发霉及不洁食物，预防胃肠道感染。

5. 注意防止口腔、肛周及呼吸道感染，口炎灵含漱、康复宝座浴，外出时戴口罩、帽子。

6. 化疗期间多饮水，促进体内毒素排泄。

二、防止出血

当 PLT $< 3 \times 10^9/L$，防止出血。

1. 绝对卧床休息，防止因碰撞或剧烈运动引起出血。

2. 防止穿刺部位出血，肌注、输液、骨穿后局部压迫 5～10min，输液局部沿血管方向压迫皮肤及血管穿刺点处。

3. 鼻腔保持湿润，用呋麻滴鼻液或复方薄荷油滴鼻，禁止用手或其他硬物挖鼻。

4. 用口炎灵含漱，预防齿龈出血，忌咬硬物或带刺食物、禁用牙签或其他坚硬物剔牙，必要时用软毛牙刷或做口腔护理。

（黄　颖）

第十一节　肿瘤患者心理护理

一、肿瘤患者心理护理的意义

在各种疾病中，很少有如恶性肿瘤给人带来的精神压力。癌症不仅破坏机体的正常功能，也可造成身体形象的改变，以及患者在家庭中角色的转换，加重了患者的恐惧、疑虑、忧抑、绝望等情绪反应。因此，积极有效的心理护理，可使患者树立战胜肿瘤的信心，筑起战胜疾病的心理防线，同时应用心理疗法进行有的放矢的心理治疗，往往会取得良好的治疗效果，可改善临床症状，提高生存质量，促进病情好转，对于肿瘤患者的康复具有重要意义。

二、癌症患者的心理特征观察

1. 否认期

患者突然得知确诊为癌症，企图以否认方式来达到心理平衡，怀疑医生诊断错误或检查失误而反复复查、咨询。

2. 愤怒期

通过反复复查、咨询确诊后，患者表现得悲愤、烦躁、拒绝治疗，甚至敌视周围的人，或是拿家属和医务人员出气，借以发泄自己对疾病的反抗情绪。

3. 妥协期

心理状态显得平静、安详、友善、沉默不语，能顺从地接受治疗，要求生理上有舒适、周到的护理，希望能延缓死亡的时间。

4. 抑郁期

患者已知道自己面临垂危，表现了极度伤感，并急于安排后事，留下自己的遗言。大多数患者在这个时候不愿多说话，但又不愿孤独，希望多见些亲戚朋友，愿得到更多人的同情和关心。

5. 接受期

有许多患者存在着多种矛盾心理但还是得面对现实，进入角色，以平静的心态对待疾病，接受事实，希望能延长生命，生存的希望强烈，表现出后悔、和善、愿意配合各种治疗。

三、肿瘤患者心理变化的影响因素

1. 疼痛及疾病本身

（1）肿瘤属于身心疾病，患者面对病情的反复或进行性加重、自理能力和躯体功能丧失及身体上难以忍受的痛苦折磨，其心理上也会出现焦虑、抑郁、悲观、绝望等相应不同的负面变化。

（2）疼痛是晚期肿瘤患者最突出的症状，持续行性的疼痛不仅影响患者的正常生活，也容易扰乱情绪。特别是疼痛逐渐加重时，患者常常会失去生存的勇气和信念，不断加重对疼痛和死亡的恐惧，甚至产生绝望，从而降低生活质量。

2. 家庭、经济状况及社会支持因素

（1）家庭是社会重要组成部分，社会的接受和认同是患者走出病房的勇气，肿瘤患者承受着身心双重痛苦，极其需要家人的陪伴。

（2）肿瘤疾病费用较大，检查、手术、化疗、放疗、定期复查都需要费用，这是不可回避的事实。

（3）众多研究证实良好的社会支持对肿瘤患者的焦虑、

抑郁等负性心理有正面影响。本科室采用症状自评量表，对 200 例不同条件患者的心态比较，结果显示家属及医护人员的关心程度、经济状况、住院费用支付的方式等对肿瘤患者的不同心理状态均有显著影响。

3. 其他因素

患者的性别、年龄、文化程度、对疾病相关信息需求的满足程度等也是影响肿瘤患者心理状态的重要因素。此外，陌生的环境、患者的角色紊乱、对死亡及病痛的不良认知及其应对方式等均会导致负面心理的发生。

四、肿瘤患者的心理护理干预措施

1. 给患者创造良好的住院环境

温馨舒适的生活环境，可以陶冶患者的情操，有利于患者身心休息，促进病友间的人际关系，增强患者心理治疗效果，使患者在轻松、愉快的气氛中积极配合治疗，达到治疗目的。

2. 改善症状，减轻痛苦

（1）首先对患者的疼痛要给予同情和理解，进行心理安慰和鼓励，使其从精神上摆脱恐惧感，有效配合治疗。

（2）鼓励患者说出自己的痛苦，及时准确的了解患者疼痛的特点、部位、诱发因素，迅速采取有效措施，减轻患者痛苦。

（3）鼓励患者适当参加娱乐活动以分散注意力，采用松弛疗法、音乐疗法等控制疼痛。

（4）对于晚期癌症疼痛难以忍受者，应按三阶梯阵痛方案处理，指导患者正确用药。

3. 加强基础护理，重视护患沟通

（1）切实做好晨晚间护理，及时巡视病房，多关心、体贴患者，给予生活上的照顾。

（2）加强语言交流，以良好的职业道德、高度的责任感、同情心及良好的医疗护理技术实施各项工作，使患者获

得心理与躯体舒适的同时给患者满足感、安全感及被尊重感。

4. 解除患者的后顾之忧

（1）医护人员要有同情心，在治疗期间减少一些不必要的检查，用药尽量使用一些价钱低、效果好的药物。

（2）在催交押金时，要回避患者，做好患者亲属及患者单位的配合工作。

（3）如果患者亲属及单位能积极创造条件支持患者的治疗，送去关心和温暖，可减轻患者的心理压力，从中得到安慰，增强战胜疾病的信心。

5. 开展健康教育讲座

（1）向患者介绍目前相关疾病的治疗成果，告知药物可有效控制疼痛等不适。

（2）向患者解释该疾病可能引起的强烈负性情绪反应，并介绍不同的应对方式。

（3）帮助肿瘤患者树立正确的死亡观，缓解对死亡的恐惧，鼓励患者勇敢、正确面对死亡这一人客观规律。

（4）告知化疗药的一系列副作用及应对措施。

6. 做好家属工作

在患者进行治疗和护理过程中，家属同样也经历着痛苦的情感折磨，出现悲观、绝望甚至焦虑、愤怒、恐惧等心理问题，护理人员应积极劝慰，使家属及时调节好自己的心理，尽快适应并接受事实，以最好的状态面对患者，避免不良情绪及行为对疾病造成影响。

7. 利用社会支持

要动员家人、朋友经常探视，让患者得到有关的积极信息，使其感到未被遗弃，此外，还要加强发挥护理人员的社会支持作用，护理人员与肿瘤患者接触时间较多，可以为患者提供情感和信息支持，在患者心理社会适应中发挥潜在作用。

（黄　颖）

第三章　常见肿瘤诊治常规

第一节　头颈部肿瘤

一、常规诊疗规范

1. 病史采集

包括患者的年龄、性别；有无头颈部放射线检查治疗史；相应部位肿块或结节的大小及变化和增长的速度；有无局部症状、有无相应系统疾病如甲亢、甲减的症状、有无家族性疾病史等；生活环境及个体的饮食习惯、嗜好等，如甲状腺肿瘤在沿海和内陆缺碘地区发病率较高，这可能与饮食中碘的含量有关；喉部肿瘤的发生与吸烟和空气污染有关；口腔肿瘤的发病与不良饮食、口腔卫生有关。

2. 体格检查

（1）头颈部检查　应检查鼻腔、口咽、外耳道、鼓膜、眼眶、软腭有癌肿向外扩展。

（2）眼部检查　是否有视力减退或丧失、突眼、眶内肿块、上睑下垂伴眼球固定。

（3）颈部淋巴结检查　是否有单侧或双侧颈淋巴结肿大。

（4）全身检查　有无远隔部位转移的表现。远处转移常以骨、肺、肝等部位多见。

3. 辅助检查

（1）实验室化验　人体恶性肿瘤常有一些特异性的生化标记物，如鼻咽癌患者 EB 病毒阳性、甲状腺癌患者甲状腺球蛋白水平升高、甲状腺髓样癌患者降钙素和癌胚抗原异常。

（2）各种影像学检查　包括 X 线、CT、磁共振成像检查。

（3）超声波检查　是头颈部肿瘤诊断的重要手段之一。

（4）放射性核素检查　放射性核素扫描是诊断头颈部肿瘤的常用方法，如甲状腺功能检测，转移性肿瘤的诊断都具有一定意义。

（5）细胞学检查　细胞学检查对头颈部肿瘤的诊断与鉴别诊断有着重要意义，对浅表经久不愈的溃疡可以作涂片检查，了解溃疡的性质，对头颈部能触摸到的肿瘤与肿大的淋巴结可以通过细针穿刺细胞学检查以明确肿瘤的性质，准确率可高达95%以上。

（6）其他　相应病变组织活检。

4. 诊断要点

（1）肿瘤的性质及肿瘤的范围　前者依靠病理诊断，后者依靠医师综合分析患者主述并进行的各项临床检查。肿瘤患者在治疗前要确定原发灶侵犯的范围有无区域淋巴结转移及可能存在的远处转移。首先是耳鼻咽喉部、口腔颌面部及颈部的体检。其次是实验室化验及各种影像学检查，如常规 X 线、B 超、CT、核素检查及磁共振成像、正电子发射断层扫描（PET）等。

（2）病理学类型　头颈部解剖复杂，三个胚叶组织均存在，其组织病理类型很多，造成临床过程各有其特点常需要临床医师根据不同组织不同病理分型，在不同器官上给以相应处理。一般常见鳞状上皮细胞癌，其次为各类腺癌、肉瘤少见。

（3）临床分期　头颈部肿瘤传统地根据原发肿瘤（T）的大小和位置，颈部淋巴结（N）转移的数目和大小，以及远处转移（M）的出现进行临床分期。

Ⅰ期指原发灶肿瘤≤2cm 或局限于一个解剖位置，没有局部或远处转移（$T_1N_0M_0$）。

Ⅱ期指原发肿瘤为 2～4cm 或在特定部位（如喉）内累及 2 个区域，但无局部或远处的转移（$T_2N_0M_0$）。

Ⅲ期指原发肿瘤 >4cm 或累及在头颈部特定部位的 3 个邻近区，和/或有孤立的≤3cm 的颈部转移灶（$T_3N_0M_0$ 或 $T_{1～3}N_1M_0$）。

Ⅳ期指肿块巨大，侵犯骨和软骨，和/或从原位器官向其他部位扩展（如从口腔向口咽部）。颈部转移灶 >3cm；累及多个同侧，对侧或双侧淋巴结或与周围组织粘连固定；和/或有远处转移存在的迹象（$T_{1～4}N_{1～3}M_{0～1}$）。

临床分期通常可用 CT 和/或 MRI 的放射学的分期予以辅助。

二、治疗原则

头颈部肿瘤对患者的基本生理功能（包括咀嚼、吞咽、呼吸等）、感觉功能（包括味觉、嗅觉和听觉）、语言功能以及容貌等的影响较大，其相关治疗手段（包括手术、放疗、化疗等）又会在一定程度上加重这些影响。为了达到在争取肿瘤控制的同时，最大限度地保全头颈部肿瘤患者的生理功能和生活质量的目标，治疗前应有多学科的专家一起对每个病例进行综合评价，包括肿瘤的部位、分期、病理类型，肿瘤或治疗手段对功能和美容的影响，并发症的评价和处理，营养状况，对手术、放疗、化疗所带来的不良反应的评价和控制，同时还要考虑患者的经济状况、文化程度、患者的意愿及治疗后可能对患者的社会状况、心理所造成的影响等，以使患者所接受的治疗和由此带来的不良反应、并发症、功能障碍等尽可能是合理、值得和可接受的。重视治疗期间患者的营养支持和心理疏导。应劝患者戒烟酒，因为这些嗜好不仅是部分头颈部肿瘤的病因，并且可以影响 SCCHN 的疗效。同时，治疗后在随诊过程中对患者的复诊频率、功能恢复、营养支持、饮食和社会心理等应予以指导和给予建议。

1. 早期病变（Tis ~ T_1N_0，部分为 N_0）

单纯手术和单纯放疗均可作为头颈部肿瘤各部位的早期病变首选治疗手段，且疗效相近。手术方式应选择功能保全性手术。对于喉部小灶性原位癌也可行内镜下手术切除或激光手术切除，其疗效及功能保留效果均佳。放疗技术的选择应根据患者的具体情况、肿瘤部位以及本单位的治疗条件，以及对所使用技术的熟练程度和经验来决定。对于鼻窦肿瘤、口咽癌、鼻咽癌等较为固定或移动较小的肿瘤采用同步加量调强适形放疗技术，在提高肿瘤局部剂量和保护周围组织及器官方面的作用已得到公认。其他部位如喉、舌根、下咽癌等采用调强适形放疗（IMRT）技术治疗时，应考虑靶区的确定及器官运动等因素。

2. 中晚期病变（$T_{is~4}N_{1~3}M_0$，$T_{3~4}N_0M_0$）

对于大部分晚期可手术切除喉癌和口咽癌病例，NCCN2010第 1 版推荐首选治疗方法为同步放化疗（含铂类）＋挽救性手术（如有残存）；晚期下咽癌（需全喉切除）推荐首选治疗方法为诱导化疗＋放疗（或同步放化疗）加或不加挽救性手术。

晚期口腔癌则以手术治疗为首选，术后根据有无不良预后因素（淋巴结包膜受侵或切缘阳性）决定行术后单纯放疗或同步放化疗。

对于可保喉的喉癌、下咽癌及口腔癌病例，首选肿瘤切除术＋颈淋巴清扫术，术后根据有无不良预后因素而决定后续采用单纯放疗或同步放化疗。

需要喉全切除的喉癌、下咽癌，可首选同步放化疗，以争取更多地保留喉功能。

T_{4b}喉癌、T_4 下咽癌患者由于局部软组织侵犯严重，同步放化疗控制病变的可能性不大，因此仍主张首选手术＋术后放化疗，以减少手术并发症。

3. 复发和（或）转移治疗

对于可切除的复发 SCCHN，应积极寻求根治性手术；对于不可切除的复发 SCCHN，如果以往没有接受过放疗，应进行根治性放疗，并且对于较年轻（＜70 岁）及行为状态（PS）评分 0 和 1 的患者应考虑放疗同期联合化疗（铂类）或靶向药物（西妥昔单抗）治疗；对于没有局部治疗（手术和放疗）指征的复发及转移 SCCHN，姑息性化疗和（或）靶向治疗是主要的手段。具体是一线治疗采用：①西妥昔单抗＋铂类为基础的化疗（Ⅰ类证据）；②铂类联合 5 – FU 或紫杉类。解救治疗采用：①西妥昔单抗单药（一线未使用过西妥昔单抗）；②其他一线治疗未使用过的化疗单药；③最佳支持治疗。

三、注意事项

1. "不可切除的病变" 目前没有权威性的定义，但 NCCN 指南中的说明是：不可切除的病变是指外科医生认为手术无法完全切除大体肿瘤或手术无法获得肯定的局部控制（即使术后行放疗或其他辅助治疗）的病变（即这些病变如果手术切除必将造成不可接受的并发症或后果）。典型的情况如肿瘤侵及颈椎、臂丛、颈深部肌肉或颈动脉。对于不可切除的病变，如果患者伴有需要经手术缓解的急诊情况如呼吸困难、出血等时，可先行手术对症治疗，之后根据具体情况再行放疗或放化同步治疗＋挽救性手术。

2. 在利用同步放化疗给晚期头颈部肿瘤患者带来生存获益的同时，也要同时注意其严重的毒副反应对患者生存质量所造成的影响。

3. 术后病理提示有淋巴结包膜受侵或切缘不净，则术后应行同步放化疗（顺铂），反之，则仅行单纯放疗。

四、预后与随访

1. 预后

多数头颈部恶性肿瘤可长期局限在头颈部，局部组织浸润后可发生区域淋巴结转移，远处血行转移往往发生在晚期。总体来讲，头颈部肿瘤的预后较好，经过适当的治疗，Ⅰ期患者的5年生存率一般近90%，Ⅱ期75%，Ⅲ期45%~75%，Ⅳ期<35%。局部分期为Ⅱ期或Ⅲ期头颈部鳞状细胞癌患者总的5年生存为65%，伴有淋巴结转移者降至≤30%。

2. 随访

头颈部肿瘤治疗后应定期到医院随访检查，放化疗后一个月内首次随访，主要是处理放化疗副反应，以便得到及时治疗。以后，3个月、半年、1年长期随访，让医生及时监视着肿瘤是否复发或转移，有无放射性慢性反应出现，如放射性肺纤维化、肠粘连、皮肤和肌肉纤维化、放射性脑脊髓损伤等，以便及时处理。经治的医生对患者的病情最了解，长期找经治医生随访为好。

（张红梅）

第二节　鼻咽癌

一、常规诊疗规范

1. 病史采集

（1）有无耳鼻症状如鼻塞、鼻出血或回缩性血涕、耳鸣及听力下降等。

（2）有无上颈部无痛性进行性增大的肿块。

（3）有无头痛，头痛部位多位于颞顶部、顶枕部、额部或普遍性头痛，常呈持续性钝痛。

（4）有无颅神经受累，常以Ⅲ、Ⅴ、Ⅵ对神经受累多见。

（5）询问与鼻咽癌发病可能的相关因素，如遗传因素、地理环境与生活习惯、某些化学致癌物质刺激及某些微量元素摄入不平衡（高镍饮食）等。

2. 体格检查

（1）头颈部检查　应检查鼻腔、口咽、外耳道、鼓膜、眼眶、软腭有癌肿向外扩展。

（2）眼部检查　是否有视力减退或丧失、突眼、眶内肿块、上睑下垂伴眼球固定。

（3）颈部淋巴结检查　是否有单侧或双侧颈淋巴结肿大。

（4）颅神经检查　是否有颅神经受累的表现。

（5）全身检查　有无远隔部位转移的表现。远处转移常以骨、肺、肝等部位多见。

3. 辅助检查

（1）间接鼻咽镜或纤维鼻咽镜检查。

（2）鼻咽部组织活检。

（3）鼻咽及颈部肿块针吸细胞学检查。

（4）影像诊断学检查，如鼻咽部 CT 或 MRI 检查、鼻咽侧位及颅底片等。

（5）EB 病毒血清免疫学检查，如 VCA – IgA 和 EA – IgA 测定。

4. 诊断要点

（1）对有头痛、耳鼻症状和颈淋巴结肿大等三大症状或其中之一者，需作鼻咽部检查，以排除鼻咽癌。

（2）鼻咽部检查发现鼻咽肿物、溃疡坏死、出血等异常病变。

（3）鼻咽部组织活检是确诊依据。鼻咽涂片脱落细胞检查可作辅助诊断，但不能单独作为确诊的依据。

（4）鼻咽或颈部肿块细针穿刺检查找到癌细胞。

（5）EB病毒血清免疫学检查，对确诊有重要的参考价值。

（6）影像诊断学检查，有助于确定病变范围。

（7）病理学分类分为高分化鳞癌、低分化鳞癌（包括泡状核细胞癌）、未分化癌和其他类型的癌。

（8）临床分型根据肿瘤生长形态分为浸润型、菜花型、结节型和溃疡型，根据肿瘤生长特点分为上行型、下行型和混合型。

二、处理原则

1. 放疗

（1）常规放疗　照射范围应常规包括鼻咽、颅底和颈部三个区域，颅底和颈部必须预防照射至50Gy左右。鼻咽常用根治剂量为7周70Gy，颈部根治量为6～7周60～70Gy，预防量为4～5周40～50Gy。

（2）放疗方法　连续分次和分段照射及鼻咽癌腔内近距离治疗，放疗科界定。

2. 化疗

（1）适应证：①晚期患者；②经大剂量放疗后病灶未能完全控制者；③放疗后辅助化疗，防止或消灭远处转移病灶。

（2）常用方法：①全身化疗　常选用CDDP、5－FU、紫杉醇等药物；②颞浅动脉插管化疗　适用于早期包括有单个较小的颈深上组淋巴结转移者，晚期上行型病例，或放疗后鼻咽局部残存或复发病例。常选用PYM、CDDP、5－FU等药物。

3. 手术治疗

适用于对放射线不敏感的病例，如原发在鼻咽腔的腺癌、腺样囊腺癌、黏液表皮样癌或恶性混合瘤患者；放疗后的残存病灶或复发病灶；放疗后残存的颈部转移病灶。

三、注意事项

1. 临床分期（表 3 - 1, 2）

表 3 - 1　鼻咽癌 TNM 标准

肿　瘤　分　期		描述
原发肿瘤（T）	T_1	局限于鼻咽鼻腔内
	T_2	局部浸润，鼻腔、口咽、颈突前间隙、软腭、颈椎前软组织、颈动脉鞘区部分侵犯
	T_3	颈动脉鞘区肿瘤占据、单一前组或后组颅神经损害、颅底、翼突区、翼腭窝受侵
	T_4	前后组颅神经同时损害、副鼻窦、海绵窦、眼眶、颞下窝、直接浸润第 1、2 颈椎
淋巴浸润（N）	N_0	未扪及肿大淋巴结
	N_1	上颈淋巴结直径 <4cm、活动
	N_2	下颈淋巴结或直径 4 ~ 7cm
	N_3	锁骨上区淋巴结或直径 >7cm，或固定及皮肤浸润
远处转移（M）	M_0	无远处转移
	M_1	有远处转移

表 3 - 2　鼻咽癌综合分期

分期	描述
I	$T_1N_0M_0$
II	$T_2N_{0\sim1}$，$T_{0\sim2}N_1M_0$
III	$T_3N_{0\sim2}$，$T_{0\sim3}N_2M_0$
IV_a	$T_4N_{0\sim3}$，$T_{0\sim4}N_3M_0$
IV_b	任何 T 任何 N M_1

2. 鉴别诊断

（1）良性疾病 腺样体增殖，鼻咽结核，纤维血管瘤，颈淋巴结炎。

（2）恶性疾病 恶性淋巴瘤，坏死性肉芽肿，颅咽管瘤，脊索瘤，颈部转移瘤。

（3）其他 临床上不能鉴别时，须依靠病理最终明确诊断。

四、预后与随访

1. 预后

鼻咽癌的自然病程各患者之间差异很大。从初发症状到死亡的自然病程从 3 个月到 113 个月不等。鼻咽癌以放射治疗为主。据国内外报道，放射治疗后 5 年生存率为 8%～62%。随着放射治疗设备性能的提高和功能的完善，以及放射治疗技术改进，鼻咽癌放射治疗后的 5 年生存率不断提高。鼻咽癌放疗后的局部复发和远处转移是患者死亡的主要原因，因此除了要改进放疗技术，提高放疗效果外，还要对鼻咽癌的生物学特性，鼻咽癌患者机体方面的因素以及肿瘤与患者机体相互作用等因素进行研究。根据患者机体鼻咽癌的生物学特性，在治疗上从放疗、化疗、手术治疗、免疫治疗、中医中药和其他治疗方法上综合考虑，选择和制定适宜的治疗方案，以进一步提高疗效。

2. 随访

鼻咽癌治疗后应定期到医院随访检查，对比鼻咽、咽旁间隙、颅底等部位的改变。颈部彩色超声检查了解有无残余淋巴结。胸、肝及骨的 X 线摄片、超声波或骨 ECT 扫描的选用有助于全身状况的随访观察。

（张红梅）

第三节　甲状腺癌

一、常规诊疗规范

1. 病史采集

（1）甲状腺结节的发现时间、大小、部位、质地、发展速度、是否伴有疼痛及疼痛的性质和时间。

（2）是否做过检查和治疗，结果如何；例如是否做过穿刺、手术，是否接受化疗、放疗、^{131}I 治疗；是否做过病理检查和甲状腺功能检测，结果如何。

2. 病灶评估

（1）结节直径是否 >1cm。

（2）是否存在以下危险因素：年龄 <15 岁或 >45 岁；男性；结节直径 >4cm；有放射物质暴露史；存在与甲状腺癌有关的病史，包括嗜铬细胞瘤、甲状旁腺功能亢进、Gardner 综合征、家族性腺瘤性息肉病、Carney complex、Cowden 综合征；超声发现中心血管过度形成、低回声结节，边界不规则、微钙化。

（3）是否存在以下高危因素：结节迅速增长；非常硬的结节；固定的结节；有甲状腺癌家族史；声带麻痹；区域淋巴结增大；出现侵犯颈部结构的症状。

3. 一般状况评估

评估体力状况（KPS 评分）、评估疼痛状况（VAS 评分）、计算体表面积（依据身高、体重）。

4. 实验室检查及诊断流程

（1）常规检查血、尿、粪常规、肝肾功能、电解质、乳酸脱氢酶、心电图。

（2）特殊检查甲状腺功能检查（甲功八项）、超声（甲状腺及区域淋巴结探查）、甲状腺结节细针穿刺活检、可疑淋巴结穿刺活检、必要时查胸部 CT 和骨 ECT。

（3）诊断流程，根据细针穿刺结果（表 3 - 3）。

表 3 - 3　甲状腺癌诊断流程

癌	乳头状癌	（包括细胞学怀疑乳头状癌）		
	滤泡癌			
	Hürthle 细胞癌			
	髓样癌	如怀疑可查血清 CEA 和降钙素		
	未分化癌			
（可疑的或不典型的滤泡肿瘤或 Hürthle 细胞肿瘤或 TSH 低的结节	TSH 高或正常	手术（对于临床诊断无疑问的小的滤泡肿瘤的年轻女性患者可以考虑试用甲状腺素治疗）		
	TSH 低	甲状腺核素扫描	冷结节	手术
			热结节	按甲状腺毒症处理
活检取材欠佳	重做 FNA，考虑在 B 超引导下进行已经立刻送检或手术			
良性	观察（如果结节增大，考虑行甲状腺的内分泌治疗加重做 FNA）			

5. 进一步诊疗流程

（1）甲状腺全切术、甲状腺叶切除术。

（2）如颈部无残留病灶，检测 TSH 和甲状腺球蛋白 + 抗甲状腺球蛋白抗体（术后 4 ~ 6 周），进行全身放射性碘扫描（2B 级证据）。

（3）如颈部有残留病灶，切除后或者不可切除，检测 TSH 和甲状腺球蛋白 + 抗甲状腺球蛋白抗体（术后 4 ~ 6 周），进行全身放射性碘扫描，扫描阳性者进行放射性碘治疗、治疗后行[131]I 扫描，以甲状腺素抑制 TSH。

二、监测和随访

1. 两年内每 3 ~ 6 个月体检 1 次，以后每年检查 1 次

（如果未发现复发、转移的）。

2. 在第 6 和第 12 个月检测 TSH 和甲状腺球蛋白 + 抗甲状腺球蛋白抗体，以后每年测 1 次（如果未发现复发、转移的）。

3. 如果行甲状腺全切除术和消融，放射性碘扫描每年 1 次，直至扫描为阴性（停止甲状腺激素治疗或予 rhTSH 治疗）。

4. 考虑定期的颈部 B 超和胸片。

5. 如果 ^{131}I 扫描阴性且活性甲状腺球蛋白 > 2 ~ 5ng/ml，考虑行额外的非放射性碘影像学检查（如果甲状腺球蛋白 > 10ng/ml 可行 PET ± CT）

6. 考虑在低危的颈部 B 超阴性的患者采用 rhTSH 刺激甲状腺球蛋白。

7. 转移性病变中，单个中枢神经系统病灶应考虑神经外科手术切除，如果放射性碘扫描阳性，则予放射性碘治疗并予 rhTSH 和类固醇预防和/或放疗。

骨转移患者，如果有症状或无症状的承重肢体转移，应用外科姑息治疗；如果放射性碘扫描阳性，则予放射性碘治疗；放疗；双磷酸盐治疗。

其他颈部以外的病灶，对合适的增大的转移灶外科手术切除；如果放射性碘摄取为阳性，考虑测定最大剂量；对于非碘浓集的肿瘤采用试验性化疗，用药包括多西紫杉醇 + 顺铂等。

还可应用考虑多吉美治疗。

（张红梅）

第四节　乳腺癌

一、病史

1. 乳房肿块的发现日期、大小、部位、质地、发展速度、与月经周期的关系、是否伴有疼痛及疼痛的性质和时间、是否在妊娠和哺乳期发生。

2. 是否有乳头糜烂、溢液、液体颜色、量、间断性或持续性。

3. 是否做过检查和治疗，结果如何；是否做过穿刺、手术，是否接受化疗、放疗、内分泌治疗；是否做过病理检查和雌孕激素受体测定，结果如何；是否用过激素替代治疗；既往有无乳腺炎症、外伤、增生性疾病以及良、恶性肿瘤病史。

4. 月经、婚育、哺乳史。

5. 有无肿瘤家族史，尤其是直系亲属有无乳腺癌病史。

二、症状

1. 乳房包块。

2. 乳腺皮肤水肿、"橘皮样变""酒窝征"。

3. 乳头内陷、移位、湿疹样改变，乳头溢血、溢液。

4. 腋窝、锁骨上窝淋巴结肿大。

三、体检

乳腺检查的范围应包括有乳腺组织分布的所有区域，还要包括腋窝和锁骨上窝，另外强调任何时候都要进行双侧乳房对比。检查时应注意如下体征。

1. 外观改变和"酒窝征"。

2. 静脉扩张和皮肤水肿。

3. 乳头、乳晕改变。

4. 腋窝、锁骨上窝淋巴结的改变。

四、评估

包括体力状况、肿瘤疼痛评分、计算体表面积。

五、化验

1. 常规检查血常规、肝、肾功能检查和碱性磷酸酶检测。

2. 肿瘤标志物。

六、检查

1. 双侧乳腺钼靶 X 线摄片。

2. 乳腺及相应引流区域超声检查。

3. 病理检查以明确肿瘤 ER、PR 和 HER－2 状况。

4. 遗传性乳腺癌高危患者进行遗传学咨询。

5. 如为临床Ⅲ$_a$期（T_3，N_1，M_0），考虑骨扫描、腹部 ±盆腔超声；疑有脏器转移时，再进行 CT 或 MRI 检查；胸部影像学检查

6. 根据症状做补充检查，应考虑骨扫描的情况包括：①骨痛症状；②碱性磷酸酶升高，如果碱性磷酸酶升高，肝功能异常，有腹部症状，腹部或盆腔体检发现有异常体征，则行腹部 ±盆腔超声或 CT 或 MRI 检查，胸部影像学检查（如出现肺部症状）。

七、疾病分期、危险因素评估

美国癌症联合委员会（AJCC）乳腺癌 TNM 分期如下。

1. 原发肿瘤（T）

原发肿瘤（T）的分期定义，不管是临床还是病理都

是一样的。如果肿瘤的大小是由体检得到的，可用 T_1、T_2 或 T_3 来表示。如果是由其他测量方法，如乳腺 X 线拍片或病理学测量得到的，那么可用到 T_1 的亚分类。肿瘤大小应精确到 0.1cm（表 3 - 4）。

表 3 - 4　乳腺癌原发肿瘤分期

分　期	描　述
T_x	原发肿瘤无法评估
T_0	没有原发肿瘤证据
Tis	原位癌
Tis（DCIS）	导管原位癌
Tis（LCIS）	小叶原位癌
Tis（Paget's）*	乳头 Paget's 病，不伴有肿块
T_1	肿瘤最大直径≤2cm
T_{1mic}	微小浸润癌，最大直径≤0.1cm
T_{1a}	肿瘤最大直径 >0.1cm，但≤0.5cm
T_{1b}	肿瘤最大直径 >0.5cm，但≤1cm
T_{1c}	肿瘤最大直径 >1cm，但≤2cm
T_2	肿瘤最大直径 >2cm，但≤5cm
T_3	肿瘤最大直径 >5cm
T_4	不论肿瘤大小，直接侵犯胸壁（a）或皮肤（b），如下所述
T_{4a}	侵犯胸壁，不包括胸肌
T_{4b}	患侧乳腺皮肤水肿（包括桔皮样变），溃破，或限于同侧乳房皮肤的卫星结节
T_{4c}	T_{4a} 与 T_{4b} 并存
T_{4d}	炎性乳腺癌

注：伴有肿块的 Paget's 病按肿瘤大小分类

2. 区域淋巴结（N）

（1）临床　"临床上发现"的定义为影像学检查（淋

巴结闪烁扫描除外)、临床体检或肉眼可见的病理异常。临床上未发现的定义为影像学检查(淋巴结闪烁扫描除外)或临床体检未发现异常。ITC 定义为单个肿瘤细胞或小细胞簇的最大直径不超过 0.2mm,通常需要由免疫组织化学(immunohistochemical,IHC)或分子生物学方法检测,但有时也可采用苏木精和伊红(H&E)染色证实。ITCs 通常不表现恶性特征,如增殖反应或间质反应。bRT – PCR 为逆转录酶/多聚酶链反应(表 3 – 5)。

表 3 – 5　乳腺癌区域淋巴结转移分期

分　期	描　述
Nx	区域淋巴结无法评估(例如前已切除)
N_0	无区域淋巴结转移
N_1	同侧腋窝淋巴结转移,可活动
N_2	同侧腋窝淋巴结转移,固定或相互融合;或缺乏同侧腋窝淋巴结转移的临床证据,但临床上发现有同侧内乳淋巴结转移
N_{2a}	同侧腋窝淋巴结转移,互相融合或与其他组织固定
N_{2b}	仅临床上发现同侧内乳淋巴结转移,而无腋窝淋巴结转移的临床证据
N_3	同侧锁骨下淋巴结转移伴或不伴腋窝淋巴结转移或有临床上发现同侧内乳淋巴结转移和腋窝淋巴结转移的临床证据;或同侧锁骨上淋巴结转移伴或不伴腋窝或内乳淋巴结转移
N_{3a}	同侧锁骨下淋巴结转移
N_{3b}	同侧内乳淋巴结及腋窝淋巴结转移
N_{3c}	同侧锁骨上淋巴结转移

(2)病理学分期(pN)　　pN 分类是基于腋窝淋巴结

清扫伴或不伴前哨淋巴结活检。分类如果仅仅基于前哨淋巴结活检，而没有随后的腋窝淋巴结清扫，则前哨淋巴结标示为（sn），如 pN_0（i +）（sn）（表 3 - 6）。

表 3 - 6   乳腺癌区域淋巴结转移病理分期

分 期	描 述
pNx	区域淋巴结无法评估（例如过去已切除，或未进行病理学检查）
pN_0	无组织学上区域淋巴结转移，没对孤立肿瘤细胞（isolated tumor cell，ITC）行进一步检查
pN_0（i -）	无组织学上的区域淋巴结转移，IHC 阴性
pN_0（i +）	无组织学上的区域淋巴结转移，IHC 阳性，但 IHC 簇直径不超过 0.2mm
pN_0（mol -）	无组织学上的区域淋巴结转移，分子生物学方法测定阴性（RT - PCR）b
pN_0（mol +）	无组织学上的区域淋巴结转移，分子生物学方法测定阳性（RT - PCR）b
pN_1	1 ~ 3 个腋窝淋巴结转移以及通过前哨淋巴结切除发现内乳淋巴结微小转移，但临床上未发现
pN_{1mi}	微小转移（> 0.2mm，≤ 2.0mm）
pN_{1a}	1 ~ 3 个腋窝淋巴结转移
pN_{1b}	通过前哨淋巴结切除发现内乳淋巴结微小转移，但临床上未发现
pN_{1c}	1 ~ 3 个腋窝淋巴结转移，和（或）通过前哨淋巴结切除发现内乳淋巴结有微小转移灶，但临床上未发现（在阳性腋窝淋巴结 > 3 个的情况下，内乳淋巴结阳性即被归为 pN_{3b}，以反映肿瘤负荷的增加）

续表

分　期	描　述
pN_2	4～9 个腋窝淋巴结转移；临床上发现内乳淋巴结转移，但腋窝淋巴结无转移
pN_{2a}	4～9 个腋窝淋巴结转移（至少一个转移病灶 >2.0mm）
pN_{2b}	临床上发现内乳淋巴结转移，但腋窝淋巴结无转移
pN_3	≥10 个腋窝淋巴结转移，或锁骨下淋巴结转移，或临床上发现同侧内乳淋巴结转移，同时有 1 个或更多腋窝淋巴结阳性；或多于 3 个腋窝淋巴结转移同时临床上未发现内乳淋巴结转移但镜下有微小转移；或同侧锁骨上淋巴结转移
pN_{3a}	≥10 个腋窝淋巴结转移（至少一个直径 >2.0mm），或锁骨下淋巴结转移
pN_{3b}	临床上发现同侧内乳淋巴结转移，同时有 1 个或更多腋窝淋巴结阳性；或多于 3 个腋窝淋巴结转移，同时前哨淋巴结切除发现内乳淋巴结有临床上未发现的微小转移
pN_{3c}	同侧锁骨上淋巴结转移

3. 远处转移（M）（表 3－7）

表 3－7　乳腺癌远处转移分期

分　期	描　述
Mx	远处转移无法评估
M_0	无远处转移
M_1	有远处转移

第三章　常见肿瘤诊治常规

4. 临床分期

如果无疾病进展的证据，未接受过术前化疗，术后影像学检查（在诊断后 4 个月内进行）发现远处转移，分期可以更改（表 3 – 8）。

表 3 – 8　乳腺癌临床分期

分期	描述
0	$TisN_0M_0$
I	$T_1N_0M_0$ *
II$_a$	$T_0N_1M_0$
	$T_1N_0M_0$ *
	$T_2N_0M_0$
II$_b$	$T_2N_1M_0$
	$T_3N_0M_0$
III$_a$	$T_0N_2M_0$
	$T_1N_2M_0$ *
	$T_2N_2M_0$
	$T_3N_1M_0$
	$T_3N_2M_0$
III$_b$	$T_4N_0M_0$
	$T_4N_1M_0$
	$T_4N_2M_0$
III$_c$	任何 TN_3M_0
IV	任何 T 任何 NM_1

注：包括 T_{1mic}

八、治疗原则

1. 局部治疗

（1）临床分期为 I 、II$_a$ 、II$_b$ 或III$_a$（仅 T_3，N_1，M_0）

期的局部治疗。

肿块切除加外科腋窝分期：≥4个阳性腋窝淋巴结，全乳加或不加瘤床的光子、短距离放疗或电子束的推量照射及锁骨下区域和锁骨上区域放疗；考虑内乳淋巴结放疗（3类）；如果有化疗指征，放疗应在化疗后进行。

1~3个阳性腋窝淋巴结：如果有化疗指征，化疗后予全乳放疗加或不加瘤床的光子、短距离放疗或电子束的推量照射；强烈考虑锁骨下区域和锁骨上区域放疗（2B类）；考虑内乳淋巴结放疗（3类）。

腋窝淋巴结阴性：全乳放疗加或不加瘤床的光子、短距离放疗或电子束的推量照射；如果有化疗指征，放疗应在化疗后进行。

（2）全乳切除术+外科腋窝分期（1类）±乳房重建。

≥4个阳性腋窝淋巴结：化疗后行胸壁（1类）及锁骨上区域放疗。可以考虑内乳淋巴结放疗（3类）。

1~3个阳性腋窝淋巴结：强烈考虑化疗后行胸壁及锁骨上区域放疗；如要进行放疗，可以考虑内乳淋巴结放疗（3类）。

腋窝淋巴结阴性但肿瘤>5cm或切缘阳性：考虑行胸壁±锁骨上淋巴结放疗。可以考虑内乳淋巴结放疗（3类）。

腋窝淋巴结阴性、肿瘤≤5cm，但切缘距肿瘤<1mm：化疗后行胸壁放疗。

腋窝淋巴结阴性、肿瘤≤5cm，且切缘距肿瘤≥1mm：伴有脉管癌栓，考虑行胸壁放疗（2B类）；不伴有脉管癌栓，不做放疗。

2. **全身治疗**

（1）激素受体阳性、HER-2阳性乳腺癌的全身辅助治疗。

pN_0 或 pN_{1mi}（腋窝淋巴结转移灶≤2mm）：原发肿瘤微浸润≤0.1cm（pT_{1mic}），或原发肿瘤≤0.5cm（pT_{1a}），或

原发肿瘤 $0.6 \sim 1.0$ cm（pT_{1b}），1 级，无不良预后因素，pN_0，不进行辅助治疗；pN_{1mi}，考虑辅助内分泌治疗。原发肿瘤 $0.6 \sim 1.0$ cm（pT_{1b}），2 或 3 级，有不良预后因素；辅助内分泌治疗 ± 辅助化疗（1 类） ± 曲妥珠单抗（3 类）。原发肿瘤 >1cm（pT_{1c}，pT_2，pT_3）；辅助内分泌治疗 + 辅助化疗 + 曲妥珠单抗（1 类）。

淋巴结阳性（指 1 个或多个同侧腋窝淋巴结有 1 个或多个 >2mm 的转移灶）：辅助内分泌治疗 + 辅助化疗 + 曲妥珠单抗（1 类）。

（2）激素受体阳性、HER-2 阴性乳腺癌的全身辅助治疗。

pN_0 或 pN_{1mi}（腋窝淋巴结转移灶≤2mm）：原发肿瘤微浸润≤0.1cm（pT_{1mic}），或原发肿瘤≤0.5cm（pT_{1a}），或肿瘤 $0.6 \sim 1.0$ cm（pT_{1b}），1 级，无不良预后因素：pN_0，不进行辅助治疗；pN_{1mi}，考虑辅助内分泌治疗。原发肿瘤 $0.6 \sim 1.0$ cm（pT_{1b}），2 或 3 级，有不良预后因素，考虑 21 基因 RT-PCR 复发风险检测（2B 类）；辅助内分泌治疗 ± 辅助化疗（1 类）。原发肿瘤 >1cm（pT_{1c}，pT_2，pT_3），考虑 21 基因 RT-PCR，复发风险检测（2B 类），辅助内分泌治疗 ± 辅助化疗（1 类）。

淋巴结阳性（指 1 个或多个同侧腋窝淋巴结有 1 个或多个 > 2mm 的转移灶）：辅助内分泌治疗 + 辅助化疗（1 类）。

（3）激素受体阴性、HER-2 阳性乳腺癌的全身辅助治疗。

pN_0 或 pN_{1mi}（腋窝淋巴结转移灶≤2mm）：原发肿瘤微浸润 ≤0.1cm（pT_{1mic}），或原发肿瘤 ≤0.5cm（pT_{1a}）：pN_0，不进行辅助治疗；pN_{1mi}，考虑化疗 ± 曲妥珠单抗（3 类）。原发肿瘤 $0.6 \sim 1.0$ cm（pT_{1b}），考虑化疗（1 类） ± 曲妥珠单抗（3 类）；原发肿瘤 >1cm（pT_{1c}，pT_2，pT_3），

辅助化疗（1类）＋曲妥珠单抗（1类）。

淋巴结阳性（指1个或多个同侧腋窝淋巴结有1个或多个 >2mm 的转移灶）：辅助化疗＋曲妥珠单抗（1类）。

（4）激素受体阴性、HER－2阴性乳腺癌的全身辅助治疗。

pN_0 或 pN_{1mi}（腋窝淋巴结转移灶 ≤2mm）：原发肿瘤微浸润 ≤0.1cm（pT_{1mic}），或原发肿瘤 ≤0.5cm（pT_{1a}），pN_0，不进行辅助治疗；pN_{1mi}，考虑化疗。原发肿瘤 0.6 ~ 1.0cm（pT_{1b}），考虑化疗（1类）。原发肿瘤 >1cm（pT_{1c}，pT_2，pT_3），辅助化疗（1类）。

淋巴结阳性（1个或多个同侧腋窝淋巴结有1个或多个 >2mm 的转移灶）：辅助化疗（1类）。

九、监测和随访。

每4~6个月进行1次病情随访和体格检查，持续5年，此后每12个月1次。每12个月进行1次乳腺钼靶X线摄片（保乳手术者放疗后每6~12个月1次）（2B类）。接受他莫昔芬者，若子宫仍保留，每12个月进行1次妇科检查。接受芳香化酶抑制剂治疗或出现有治疗所致的卵巢功能衰竭的患者，应在基线状态及之后定期监测骨密度。评估辅助内分泌治疗的依从性，并鼓励患者坚持治疗。

（薛　妍）

第五节　非小细胞肺癌

一、常规诊疗规范

1. 病史采集

（1）有无刺激性咳嗽、痰中带血　是非小细胞肺癌的常见症状，随后可出现声音嘶哑、胸闷、气急或进行性呼吸困难。有时可出现痰量增加，反复发作的肺炎等症状。

（2）有无体重减轻、疲劳　非小细胞肺癌患者消耗大及癌细胞侵犯等因素，可导致患者机体免疫力急剧下降，进而出现疲劳乏力、体重减轻等症状。

（3）有无相关非小细胞肺癌的转移症状　随着病情的不断发展，非小细胞肺癌可扩散转移，患者将可能出现剧烈痛、头面部及上臂水肿、复视及骨、胸部、腹部、颈部和上肢的疼痛等症状。如转移至脑可有头痛、恶心、呕吐等症状；如转移至肝脏还可出现黄疸、上腹部胀满等。

（4）有无相关高危因素　吸烟指数 > 400，年龄 > 45岁，环境与职业因素。

2. 体格检查

（1）胸部体格检查　应着重进行。

（2）全身检查　有无淋巴结及远隔部位转移的表现。远处转移常以骨、肝等部位多见。

3. 辅助检查

（1）常规实验室检查　包括血尿粪常规、肝肾功、电解质、乳酸脱氢酶、碱性磷酸酶，相应肿瘤标志物如 CEA、CA125、CA21 - 1 等检查。

（2）胸部 X 线、CT 检查　一般拍摄正位像和侧位像，根据需要再进行断层摄影。

（3）MRI（磁共振显像）　纵隔、脑等处转移癌的诊断方面，发挥巨大的作用。

（4）内窥镜检查（纤维支气管镜）　对于肺门型肺癌，特别是鳞癌，用纤维支气管镜可以直接观察到，大多数都可以进行组织学的诊断。

（5）经皮穿刺细胞检查（活检）　对用纤维支气管镜

不能诊断的肺野型肺癌，可在 CT 引导下采取肿瘤组织穿刺活检，有时有引起气胸等合并症的危险。

（6）咳痰细胞检查和胸腔积液细胞检查　有关痰的采集，采取的方法是连续 3 天将晨起后的痰，放在盛有特殊的保存液的容器中送检。

4. 病理学分类

肺癌组织学分型可分为 7 型：①鳞状细胞癌，包括乳头状、透明细胞、小细胞样、基底细胞癌；②腺癌，包括腺泡型、乳头状型、细支气管腺泡型、实质性伴黏液形成型、混合型；③大细胞癌，包括大细胞神经内分泌性、基底细胞样、淋巴上皮样、透明细胞、大细胞伴横纹肌样表型；④腺鳞癌；⑤多样性癌伴肉瘤样成分，包括癌伴梭形细胞和巨噬细胞、癌肉瘤；⑥类癌，包括典型类癌和不典型类型；⑦唾液腺癌，包括黏液表皮样癌，腺样囊性型癌。

5. 临床分期

（1）非小细胞肺癌 T 分期　T 分级根据肺癌的大小，在肺内的扩散和位置，扩散到临近组织的程度。

Tis 指癌症只限于气管通路的内层细胞，没有扩散到其他的肺组织，这期肺癌通常也叫做原位癌。

T_1 指肿瘤小于 3cm（略小于 5/4in），没有扩散到脏层胸膜（包裹着肺的膜），并且没有影响到主要支气管。

T_2 指癌症具有以下一个或者多个特征：①大于 3cm；②累及主要支气管，但距离隆突（气管分成左右主要支气管的地方）超过 2cm（大约 3/4in）；③已经扩散到脏层胸膜，癌症部分阻塞了气道，但没有造成全肺萎陷或者肺炎。

T_3 指癌症具有以下一个或者多个特征：①扩散到胸壁、膈肌（将胸部和腹部分开的呼吸肌），纵隔胸膜（包裹着双肺之间空隙的膜），或者壁层心包（包裹心脏的膜）；

②累及一侧主支气管，距隆突（气管分成左右主支气管的地方）少于2cm（约3/4in）但不包含隆突；③已经长入气道足以造成全肺萎陷或者全肺炎。

T_4 指癌症具有以下一个或者多个特征：①扩散到纵隔（胸骨后心脏前面的间隙）、心脏、气管、食管（连接喉和胃的管道），脊柱、或者隆突（气管分成左右主支气管的地方）；②同一个肺叶里有两个或者两个以上独立的肿瘤结节；③有恶性胸腔积液（在围绕肺的液体里含有癌症细胞）；

（2）非小细胞肺癌的 N 分级　　N 分期取决于癌症侵犯了附近的哪些淋巴结。

N_0 指癌症没有扩散到淋巴结。

N_1 指癌症扩散的淋巴结仅限于肺内、肺门淋巴结（位于支气管进入肺地方的周围）。转移的淋巴结仅限于患肺同侧。

N_2 指癌症已经扩散到隆突淋巴结（气管分成左右支气管位置的周围）或者纵隔淋巴结（胸骨后心脏前的空隙）。累及的淋巴结仅限于患肺同侧。

N_3 指癌症已经扩散到同侧或者对侧锁骨上淋巴结，和（或）扩散到患肺对侧肺门或者纵隔淋巴结。

（3）非小细胞肺癌的 M 分期　　M 分期取决于癌症是否转移到远处组织或者器官。

M_0 指没有远处扩散。

M_1 指癌症已经扩散到一个或者多个远处部位。远处部位包括其他肺叶、超出以上 N 分期里所提及的淋巴结、其他器官或者组织，比如肝、骨或者脑。

非小细胞肺癌的分期编组的意义在于，一旦 T、N 和 M 分期明确了，这些信息结合后（分期编组）就能明确综合分期0、Ⅰ、Ⅱ、Ⅲ或者Ⅳ期。分期比较低的患者生存前景比较良好（表3-9）。

表 3 - 9　非小细胞肺癌分组分期

综合分期	T	N	M
0	Tis（原位癌）	N_0	M_0
I_a	T_1	N_0	M_0
I_b	T_2	N_0	M_0
II_a	T_1	N_1	M_0
II_b	T_2	N_1	M_0
	T_3	N_0	M_0
III_a	T_1	N_2	M_0
	T_2	N_2	M_0
	T_3	N_1	M_0
	T_3	N_2	M_0
III_b	任何 T	N_3	M_0
	T_4	任何 N	M_0
IV	任何 T	任何 N	M_1

二、治疗原则

1. 外科治疗

手术是 I 期或 II 期 NSCLC 患者的最佳治疗手段，肿瘤完全切除后的 5 年 OS 分别为 57% ~ 67% 和 38% ~ 55%。对于 I 期和 II_a、II_b 期（T_2，N_1）的患者，应该积极考虑外科治疗。淋巴结转移范围对于疾病分期十分重要，术中应切除 N_1 和 N_2 淋巴结，淋巴结清扫或探查的范围应至少包括 3 组 N_2 淋巴结。作为外科分期的手段，纵隔淋巴结完全切除和淋巴结采样何者为优尚存争议。

2. 放疗

对于手术切缘干净的早期 NSCLC 术后辅助放疗不宜作为常规治疗。对于不宜施行手术的 I 期或 II 期病例，可考虑给予根治性放疗。如果手术标本切缘干净，但纵隔淋巴结阳性，应行术后化放疗续贯或同步治疗。如果手术切缘有肿瘤残存，原则上应再次手术切除。如失去再次手术切除的机会，则应先行放疗，之后化疗，或进行同步化放疗。

3. 全身治疗

（1）术后辅助化疗 对完全切除术后的非小细胞肺癌患者给予含铂的两药方案进行术后辅助化疗，但 I_a 期、支气管肺泡癌、全肺切除、一般状态（PS）ECOG 评分≥2、手术合并症导致的术后恢复慢和其他不适宜应用含铂方案的患者除外。对根治术后的单纯支气管肺泡细胞癌，不推荐进行辅助化疗和辅助放射治疗。

（2）晚期患者的治疗 全身治疗主要用于已无法施行根治性手术或放疗的晚期或转移性 NSCLC，主要采用化疗和分子靶向治疗，局部晚期病例可酌情进行同步化放疗。

一线治疗以铂类为基础的两药联合方案作为晚期 NSCLC 标准一线治疗方案的地位。NCCN 指南强调，化疗只能使一般状况良好者（ECOG PS 0 - 1）获益。抗 VEGF 单抗贝伐单抗联合化疗作为 NSCLC 的一线治疗，但不宜单独使用。鳞癌、咳血、脑转移及进行抗凝治疗和有肺栓塞的患者不宜应用贝伐单抗。治疗有效者的不应超过 6 疗程，而 4 疗程治疗无效者应停止继续治疗。重组人血管内皮抑制素恩度联合 NP 方案可用于初治或复发的Ⅲ／Ⅳ期 NSCLC 的治疗。吉非替尼和厄罗替尼联合化疗也作为晚期 NSCLC 一线治疗。

多西紫杉醇、培美曲塞或厄罗替尼单药作为二线及三线治疗的作用已经得到肯定。

三、预后与随访

1. 预后

根据大量临床资料的研究，影响肺癌患者预后的临床因素是多方面的，不同的研究资料，结果并不一致，但研究普遍认为患者的身体健康状况、肿瘤的发展程度（临床分期）以及治疗措施三方面在诸多因素中具有重要地位，是影响患者预后的独立因素。因此，判断患者的预后，要从三个方面综合考虑。

2. 随访

肺癌治疗后的患者术后有复发的可能，且常常在两年内。而化疗后的患者往往稳定的时间仅为几个月。肺癌的长期生存者也有 6% ~ 12% 的人会发生第二个肺癌。因此，对肺癌患者进行密切追踪随访的必要的。迄今为止，在肺癌患者中治疗后的随访强度多少为好并没有确切的证据。治疗后患者随访时间安排为头两年每 3 个月一次，两年后每 6 个月 1 次，直到 5 年，以后每年 1 次。随访内容为病史和体检，特别应注意双锁骨上淋巴结情况；胸部 X 线平片也是必需的。从效价比角度，当患者有症状时，才相应进行胸腹部的 CT、脑 CT 或 MRI、骨扫描、支气管镜等检查，但特殊病例例外。

（1）复发和转移的监测和治疗　指引建议需有常规体格检查和胸片检查的时间表。并可考虑每年行螺旋 CT。有治愈可能的患者随访间隔可以更长（即每隔 6 月随访而不是 3 ~ 4 月）。

（2）肺癌切除术后的随诊　由于肺癌最常在术后 2 ~ 3 年复发，应在此期增加随诊次数，术后头两年内，平均应 3 ~ 4 次复查，并检查胸片，以后的 2 ~ 3 年内，复查 2 次，并检查胸片。通常血液检查、CT 和核医学检查仅在有临床指征时采用。

（张红梅）

第六节 小细胞肺癌

一、病史

1. 是否有症状

（1）肺部症状有无咳嗽、咳痰，有无刺激性干咳，有无咳血，有无胸闷、气短，有无胸痛。有无声音嘶哑、头面部肿胀、面部瘫痪，无汗、眼睑下垂等表现。

（2）神经内分泌症状有无下肢感觉丧失、走路不稳、发音困难、眼球震颤，有无大量饮水。

（3）自己有无扪及颈部、腋下或锁骨上可触及肿大的淋巴结。有无腹部或其他部位不适，有无头晕、头痛。有无脊柱、四肢疼痛症状。

（4）有无发热、乏力、食欲减退、消瘦、严重贫血等非特异性症状。

2. 是否做过检查

（1）是否做过胸部 CT、头颅 CT 或 MR、腹部及盆腔 CT 或 B 超，是否做过骨扫描，是否做过 PET/CT。

（2）是否做过 CT 引导下肺部或其他部位穿刺活检，是否做过支气管镜。是否做过腹腔积液病理细胞学检查。

（3）是否做过标志物检查特别是 NSE、CEA 等。

（4）是否做过靶标检测。

3. 是否做过治疗

（1）是否做过手术，手术方式，术后病理及免疫组化，术后病理分期，术后标本是否做过靶标检测。

（2）是否接受过化疗，化疗药物及周期，化疗后疗效评估。末次化疗时间，末次化疗后有无监测。

（3）是否接受过放疗，放疗区域、剂量及频次，有无放疗并发症。放疗后疗效评估。

4. 吸烟史、被动吸烟史，厨房油烟吸入史

有无工业粉尘、放射性物质或其他有毒物质接触史。既往病史，月经、孕产史。有无其他肿瘤病史。

5. 有无肿瘤家族史

尤其是直系亲属有无肺癌病史。

二、体检

1. 肺部查体

胸廓是否对称，有无畸形，胸壁有无静脉曲张、瘢痕，双侧呼吸动度是否对称，双侧语颤是否对等，双肺叩诊，双肺听诊有无异常，有无胸膜摩擦音。

2. 其他部位检查

头颅、五官、心、腹、脊柱四肢、神经系统查体。

3. 淋巴结区域

全身各处浅表淋巴结有无肿大，大小、活动度、与周围组织关系、有无压痛或触及痛，表面温度。特别是颈部、锁骨上和腋下淋巴结。

三、评估

依照国际通行 PS 评分标准评估体力状况，参照疼痛 VAS 评分标准确定肿瘤疼痛评分，根据身高、体重计算体表面积。

四、化验

1. 肿瘤标志物全套检查，特别注意 NSE、CEA、CA125 等。

2. 常规血常规、肝肾功能、电解质、血糖、乳酸脱氢酶检查。

3. 结核菌素试验。

五、检查

1. 病理

行 CT 或 B 超引导下胸膜或转移部位穿刺活检。必要时行胸腔镜检查及病理活检。病理检查包括病理常规、必要的免疫组化。如有腹腔积液应行腹腔积液病理细胞学检查。

2. 分子标记检测

EGFR、K – ras、UGT1A1、ERCC1、BRCA1、TUBB3、RRM1 等

3. 影像学检查

腹部和浅表淋巴结超声、胸部增强 CT、头颅 CT 或 MRI、腹部盆腔 B 超或增强 CT、骨扫描。必要时 PET/CT。

4. 其他检查

心电图、骨髓穿刺等。

六、诊断

小细胞肺癌的诊断应结合病史、体征、影像学检查、实验室检查及病理学检查（组织病理学）。

七、疾病分期、危险因素评估

小细胞肺癌既可采用 UICC2009 版 TNM 分期，也可采用简单的二期分期法，即美国荣总医院肺癌研究组（Veteran's Administration Lung Cancer Study Group）1973 年制定的分期，简称 VA 分期：①局限期（limited disease，LD）　肿瘤局限于半胸内及其所引流的区域淋巴结，包括双侧的肺门淋巴结、双侧的纵隔淋巴结和双侧的锁骨上淋巴结，同侧的胸腔积液不管其细胞学是否阳性，左喉返神经受累、上腔静脉阻塞也列为局限期；②广泛期（extensive disease，ED）　肿瘤已超出胸腔范围称为广泛期，心包受累、双侧肺间质受累属于广泛期（表 3 – 10，11）。

表 3 - 10　TNM 分期（UICC 2009 版）

肿瘤分期		描述
原发肿瘤（T）	Tx	原发肿瘤大小无法测量；或痰脱落细胞、或支气管冲洗液中找到癌细胞，但影像学检查和支气管镜检查未发现原发肿瘤
	T_0	没有原发肿瘤的证据 Tis 原位
	T_{1a}	原发肿瘤最大径≤2cm，局限于肺和脏层胸膜内，未累及主支气管；或局限于气管壁的肿瘤，不论大小，不论是否累及主支气管，一律分为 T_{1a}
	T_{1b}	原发肿瘤最大径 >2cm，≤3cm
	T_{2a}	肿瘤有以下任何情况者：最大直径 >3cm，≤5cm；累及主支气管，但肿瘤距离隆突≥2cm；累及脏层胸膜；产生肺段或肺叶不张或阻塞性肺炎
	T_{2b}	肿瘤有以下任何情况者：最大直径 5cm，≤7cm
	T_3	任何大小肿瘤有以下情况之一者：原发肿瘤最大径 >7cm，累及胸壁或横膈或纵隔胸膜，或支气管（距隆突 <2cm，但未及隆突），或心包；产生全肺不张或阻塞性肺炎；原发肿瘤同一肺叶出现卫星结节。
	T_4	任何大小的肿瘤，侵及以下之一者：心脏，大气管，食管，气管，纵隔，隆突，或椎体；原发肿瘤同侧不同肺叶出现卫星结节
淋巴结转移（N）	Nx	淋巴结转移情况无法判断
	N_0	无区域淋巴结转移
	N_1	同侧支气管或肺门淋巴结转移
	N_2	同侧纵隔和/隆突下淋巴结转移
	N_3	对侧纵隔和/或对侧肺门，和/或同侧或对侧前斜角肌或锁骨上区淋巴结转移
远处转移（M）	Mx	无法评价有无远处转移

续表

肿　瘤　分　期	描　述
M_0	无远处转移
M_{1a}	胸膜播散（恶性腹腔积液、心包积液或胸膜结节）
M_{1b}	原发肿瘤对侧肺叶出现卫星结节；有远处转移（肺/胸膜外）

表 3－11　肺癌临床 TNM 分期（UICC 2009 版）

分期	TNM 描述
隐匿期	TxN_0M_0
0	$TisN_0M_0$
I_a	$T_1N_0M_0$
I_b	$T_{2a}N_0M_0$
II_a	$T_1N_1M_0$，$T_{2b}N_0M_0$，$T_{2a}N_1M_0$
II_b	$T_{2b}N_1M_0$，$T_3N_0M_0$
III_a	$T_{1\sim3}N_0M_0$，$T_3N_{1\sim2}M_0$，$T_4N_{0\sim1}M_0$
III_b	$T_{1\sim4}N_3M_0$，$T_4N_{2\sim3}M_0$
IV	$T_{1\sim4}N_{0\sim3}M_1$

八、治疗原则

1. 局部治疗

（1）手术原则　由胸外科执行。

（2）放疗原则　由放疗科执行。

（3）局部热疗　体温正常、无活动性出血、局部热疗区域无金属或禁忌物质时，可单独或联合化疗进行。

（4）胸腔穿刺术或胸腔闭式引流术　伴有恶性腹腔积液时采用。

2. 全身治疗

（1）总原则　包括：①任何治疗开始之前应当与患者讨论治疗的目的，并签署知情同意书；②在治疗之前，要求患者具备足够的脏器功能和体力状态；③治疗期间需对患者进行密切观察，任何并发症均需处理，适时地进行血液生化检查，根据患者的毒性反应情况以及治疗目的，适当减少药物剂量并调整方案；④治疗完成之后，需要对患者进行化疗反应的评估以及长期并发症的监测。

（2）化疗原则　包括：①如果符合化疗条件，需向患者家属告知各种治疗方案的风险和受益，鼓励患者加入临床试验；②对患者的体力状态、器官的功能状态和已经存在的既往放化疗所致的毒性反应总体评估；③告知患者化疗可能导致的骨髓抑制、肾毒性、腹痛、神经疾病、胃肠道毒性、脱发、代谢毒性以及肝脏毒性，既往放化疗过的患者再次化疗毒性加剧；④化疗方案参考 NCCN 指南；⑤化疗期间对可能出现的副反应的预防；⑥每周期的化疗完成后，需密切监测患者的骨髓抑制、脱水、电解质丢失、器官毒性和所有其他毒性反应情况。

（3）全身热疗原则　在无禁忌（如心脏疾病、脑血管疾病、未控制的脑转移、KPS 评分 70 分以下，难以控制的剧烈疼痛、体内有金属、发热、出血等）的前提下，可单独或联合化疗行全身热疗。

（4）热循环原则　在无禁忌（如心脏疾病、KPS 评分 70 分以下，难以控制的剧烈疼痛、发热、出血、肠梗阻病史）的前提下，可给予胸腔热循环治疗。如果有恶性胸腔积液，可行腹腔热循环。

九、监测和随访

前 2 年内每 3 个月进行复查，接下来的 3 年内每 3～6 个月一次，5 年后改为每年一次。

1. 实验室检查包括全血细胞计数、生化检查。

2. 影像学检查包括胸部 CT、头颅 CT 或 MR、浅表淋巴结 B 超、腹盆腔 CT、骨扫描，或 PET－CT 检查。

3. 肿瘤标志物监测。

4. 患者出现疾病进展应接受二线治疗。

（陈　衍）

第七节　恶性胸膜间皮瘤

一、病史

1. 是否有症状

（1）有无咳嗽、咳痰，有无刺激性干咳，有无咳血，有无胸闷、气短，有无声音嘶哑、头面部肿胀、面部瘫痪，无汗、睑下垂等表现。

（2）有无自己扪及颈部、腋下或锁骨上可触及肿大的淋巴结。有无腹部或其他部位不适，有无头晕、头痛。有无脊柱、四肢疼痛症状。

（3）其他包括有无发热、乏力、食欲减退、消瘦、严重贫血等非特异性症状。

2. 是否做过检查

（1）是否做过胸部 CT、头颅 CT 或 MR、腹部及盆腔 CT 或 B 超，是否做过骨扫描，是否做过 PET/CT。

（2）是否做过 CT 或 B 超引导下胸膜或其他部位穿刺活检，是否做过腹腔积液病理细胞学检查。

（3）是否做过标志物检查。

3. 是否做过治疗

（1）是否做过手术，手术方式，术后病理及免疫组化，术后病理分期，术后标本是否做过靶标检测。

（2）是否接受过化疗，化疗药物及周期，化疗后疗效评估，末次化疗时间，末次化疗后有无监测。

（3）是否接受过放疗，放疗区域、剂量及频次，有无放疗并发症，放疗后疗效评估。

（4）吸烟史、被动吸烟史，厨房油烟吸入史。有无工业粉尘、放射性物质或其他有毒物质接触史，特别是有无石棉接触史。既往病史，月经、孕产史。有无其他肿瘤病史。

（5）有无肿瘤家族史，尤其是直系亲属有无肺癌、胸膜间皮瘤病史。

二、体检

1. 肺部查体

胸廓是否对称，有无畸形，胸壁有无静脉曲张、瘢痕，双侧呼吸动度是否对称，双侧语颤是否对等，双肺叩诊，双肺听诊有无异常，有无胸膜摩擦音。

2. 其他部位检查

头颅、五官、心、腹、脊柱四肢、神经系统查体。

3. 淋巴结区域

全身各处浅表淋巴结有无肿大，大小、活动度、与周围组织关系、有无压痛或触及痛，表面温度。特别是颈部、锁骨上和腋下淋巴结。

三、评估

依照国际通行 PS 评分标准评估体力状况、根据疼痛 VAS 评分标准确定肿瘤疼痛评分，根据身高、体重计算体表面积。

四、化验

1. 肿瘤标志物全套检查，特别注意 NSE、CEA、CA125 等。

2. 常规血常规、肝肾功能、电解质、血糖、乳酸脱氢酶检查。

3. 结核菌素试验。

五、检查

1. 病理

行 CT 或 B 超引导下胸膜或转移部位穿刺活检。必要时行胸腔镜检查及病理活检。病理检查包括病理常规、必要的免疫组化。如有腹腔积液应行腹腔积液病理细胞学检查。

2. 影像学检查

腹部和浅表淋巴结超声、胸部增强 CT、头颅 CT 或 MRI、腹部盆腔 B 超或增强 CT、骨扫描。必要时 PET/CT。

3. 其他检查

心电图、骨髓穿刺等。

六、诊断

恶性胸膜间皮瘤的诊断应结合病史、体征、影像学检查、实验室检查及病理学检查（组织病理学）。

七、疾病分期、危险因素评估

目前并无最好的临床分期方法。完善的分期依赖于手术的发现，然而大多数 MPM 患者却没有经历这一措施；CT 或 MRI 是临床分期的重要手段。但同肺癌分期相比，其尚不能充分反映与生存率相关的病理和生物学真实面目，也影响了对治疗方法的选择和疗效评价。通常采用 MPM 分期法（表 3 - 12）。

表 3 - 12　MPM 分期法

分期	描述
I	病变局限于脏层胸膜、肺、心包和横膈所构成的胸膜腔内，或虽侵犯胸壁，但局限于原针吸活检部位
II	I 期病变伴有胸膜腔内阳性淋巴结侵犯

续表

分期	描述
Ⅲ	局部胸壁、纵隔、心脏或通过膈肌的腹膜腔内转移，伴有或不伴有胸膜腔外或对侧胸膜腔淋巴结侵犯
Ⅳ	远处转移

除了疾病的临床分期外，对于其他常见预后因素的多变量分析显示，病理类型为上皮细胞型、女性、积极的后续治疗以及手术切缘没有肿瘤侵犯和无胸膜腔外淋巴结转移常预示着相对良好的预后。

八、治疗原则

1. 局部治疗

（1）手术原则　由胸外科执行。

（2）放疗原则　由放疗科执行。

（3）局部热疗　体温正常、无活动性出血、局部热疗区域无金属或禁忌物质时，可单独或联合化疗进行。

（4）胸腔穿刺术或胸腔闭式引流术　伴有恶性腹腔积液时采用。

2. 全身治疗总原则

（1）任何治疗开始之前应当与患者讨论治疗的目的，并签署知情同意书。

（2）在治疗之前，要求患者具备足够的脏器功能和体力状态。

（3）治疗期间需对患者进行密切观察，任何并发症均需处理。适时地进行血液生化检查。根据患者的毒性反应情况以及治疗目的，适当减少药物剂量并调整方案。

（4）治疗完成之后，需要对患者进行化疗反应的评估以及长期并发症的监测。

3. 化疗原则

（1）如果符合化疗条件，需向患者家属告知各种治疗方案的风险和受益。鼓励患者加入临床试验。

（2）对患者的体力状态、器官的功能状态和已经存在的既往放化疗所致的毒性反应总体评估。

（3）告知患者化疗可能导致的骨髓抑制、肾毒性、腹痛、神经疾病、胃肠道毒性、脱发、代谢毒性以及肝脏毒性。既往放化疗过的患者再次化疗毒性加剧。

（4）化疗方案参考 NCCN 指南。

（5）化疗期间对可能出现的副反应的预防。

（6）每周期的化疗完成后，需密切监测患者的骨髓抑制、脱水、电解质丢失、器官毒性和所有其他毒性反应情况。

4. 全身热疗原则

在无禁忌（如心脏疾病、脑血管疾病、未控制的脑转移、KPS 评分 70 分以下，难以控制的剧烈疼痛、体内有金属、发热、出血等）的前提下，可单独或联合化疗行全身热疗。

5. 热循环原则

在无禁忌（如心脏疾病、KPS 评分 70 分以下，难以控制的剧烈疼痛、发热、出血、肠梗阻病史）的前提下，可给予胸腔热循环治疗。如果伴有恶性胸腔积液，可行腹腔热循环。

九、监测和随访

前 2 年内每 3 个月进行复查，接下来的 3 年内每 3～6 个月一次，5 年后改为每年一次。

1. 实验室检查包括全血细胞计数、生化检查。

2. 影像学检查包括胸部 CT、头颅 CT 或 MR、浅表淋巴结 B 超，腹盆腔 CT，骨扫描，或 PET－CT 检查。

3. 肿瘤标志物监测。

4. 患者出现疾病进展应接受二线治疗。

（陈　衍）

第八节　纵隔肿瘤

一、病史

1. 是否有症状

（1）有无咳嗽、咳痰，有无刺激性干咳，有无咳血，有无胸闷、气短，有无胸痛。有无声音嘶哑、头面部肿胀、面部瘫痪，无汗、眼睑下垂等表现。

（2）有无神经内分泌症状，有无下肢感觉丧失、走路不稳、发音困难、眼球震颤，有无大量饮水。

（3）有无自己扪及颈部、腋下或锁骨上可触及肿大的淋巴结。有无腹部或其他部位不适，有无头晕、头痛。有无脊柱、四肢疼痛症状。

（4）其他。有无发热、乏力、食欲减退、消瘦、严重贫血等非特异性症状。

2. 是否做过检查

（1）是否做过胸部 CT、头颅 CT 或 MRI、腹部及盆腔 CT 或 B 超，是否做过骨扫描，是否做过 PET/CT。

（2）是否做过 CT 引导下纵隔或其他部位穿刺活检，是否做过纵隔镜。

（3）是否做过标志物检查特别是 NSE、CEA、AFP 等。

（4）是否做过靶标检测。

3. 是否做过治疗

（1）是否做过手术，手术方式，术后病理及免疫组化，术后病理分期，术后标本是否做过靶标检测。

（2）是否接受过化疗，化疗药物及周期，化疗后疗效评估。末次化疗时间，末次化疗后有无监测。

（3）是否接受过放疗，放疗区域、剂量及频次，有无放疗并发症。放疗后疗效评估。

4. 吸烟史、被动吸烟史，厨房油烟吸入史。有无工业粉尘、放射性物质或其他有毒物质接触史。既往病史，月经、孕产史。有无其他肿瘤病史。

5. 有无肿瘤家族史，尤其是直系亲属有无肺癌病史。

二、体检

1. 胸部查体

胸廓是否对称，有无畸形，胸壁有无静脉曲张、瘢痕，双侧呼吸动度是否对称，双侧语颤是否对等，双肺叩诊，双肺听诊有无异常，有无胸膜摩擦音。

2. 其他部位检查

头颅、五官、心、腹、脊柱四肢、神经系统查体。

3. 淋巴结区域

全身各处浅表淋巴结有无肿大，大小、活动度、与周围组织关系、有无压痛或触及痛，表面温度。特别是颈部、锁骨上和腋下淋巴结。

三、评估

依照国际通行 PS 评分标准评估体力状况，参照疼痛 VAS 评分标准确定肿瘤疼痛评分，根据身高、体重计算体表面积。

四、化验

1. 肿瘤标志物全套检查，特别注意 NSE、CEA、CA125、AFP 等。

2. 常规血常规、肝肾功能、电解质、血糖、乳酸脱氢酶检查。

3. 结核菌素试验。

五、检查

1. 病理

行 CT 或 B 超引导下胸膜或转移部位穿刺活检。必要时行胸腔镜检查及病理活检。病理检查包括病理常规、必要的免疫组化。如有腹腔积液应行腹腔积液病理细胞学检查。

2. 分子标记检测

EGFR、K – ras、UGT1A1、ERCC1、BRCA1、TUBB3、RRM1 等

3. 影像学检查

腹部和浅表淋巴结超声、胸部增强 CT、头颅 CT 或 MRI、腹部盆腔 B 超或增强 CT、骨扫描。必要时 PET/CT。

4. 放射性核素检查

怀疑胸内甲状腺肿，可作放射核素^{131}碘扫描。

5. 其他检查

心电图、骨髓穿刺等。

六、诊断

纵隔肿瘤的诊断应结合病史、体征、影像学检查、实验室检查及病理学检查（组织病理学）。

七、疾病分期、危险因素评估

纵隔肿瘤因明确肿瘤的性质进行分期。如果是良性肿瘤不用分期，如果是恶性肿瘤应依据各肿瘤的不同分期原则进行分期。上纵隔主要是胸腺瘤和胸内甲状腺瘤，前纵隔以畸胎样瘤较为常见，中纵隔肿瘤绝大多数是淋巴系统肿瘤，后纵隔肿瘤几乎皆是神经源性肿瘤。

八、治疗原则

1. 局部治疗

（1）手术原则　由胸外科执行。

（2）放疗原则　由放疗科执行。

（3）局部热疗　体温正常、无活动性出血、局部热疗区域无金属或禁忌物质时，可单独或联合化疗进行。

（4）胸腔穿刺术或胸腔闭式引流术　伴有恶性腹腔积液时采用。

2. 全身治疗总原则

（1）任何治疗开始之前应当与患者讨论治疗的目的，并签署知情同意书。

（2）在治疗之前，要求患者具备足够的脏器功能和体力状态。

（3）治疗期间需对患者进行密切观察，任何并发症均需处理。适时地进行血液生化检查。根据患者的毒性反应情况以及治疗目的，适当减少药物剂量并调整方案。

（4）治疗完成之后，需要对患者进行化疗反应的评估以及长期并发症的监测。

3. 化疗原则

（1）如果符合化疗条件，需向患者家属告知各种治疗方案的风险和受益。鼓励患者加入临床试验。

（2）对患者的体力状态、器官的功能状态，和已经存在的既往放化疗所致的毒性反应总体评估。

（3）告知患者化疗可能导致的骨髓抑制、肾毒性、腹痛、神经疾病、胃肠道毒性、脱发、代谢毒性以及肝脏毒性。既往放化疗过的患者再次化疗毒性加剧。

（4）化疗方案参考不同肿瘤的 NCCN 指南。

（5）化疗期间对可能出现的副反应的预防。

（6）每周期的化疗完成后，需密切监测患者的骨髓抑制、脱水、电解质丢失、器官毒性和所有其他毒性反应情况。

4. 全身热疗原则

在无禁忌（如心脏疾病、脑血管疾病、未控制的脑转移、KPS 评分 70 分以下，难以控制的剧烈疼痛、体内有金属、发热、出血等）的前提下，可单独或联合化疗行全身热疗。

5. 热循环原则

在无禁忌（如心脏疾病、KPS 评分 70 分以下，难以控制的剧烈疼痛、发热、出血、肠梗阻病史）的前提下，可给予胸腔热循环治疗。如果有恶性胸腔积液，可行腹腔热循环。

九、监测和随访

前 2 年内每 3 个月进行复查，接下来的 3 年内每 3～6 个月一次，5 年后改为每年一次。

1. 实验室检查包括全血细胞计数、生化检查。

2. 影像学检查包括胸部 CT、头颅 CT 或 MRI、浅表淋巴结 B 超、腹盆腔 CT、骨扫描，或 PET - CT 检查。

3. 肿瘤标志物监测。

4. 患者出现疾病进展应接受二线治疗。

（陈　衍）

第九节　食管癌

一、病史

1. 胸骨后不适，进食哽咽感、烧灼感、异物感或食管腔内疼痛的出现日期，持续时间。

2. 有无进行性吞咽困难、胸骨后疼痛以及疼痛的性质和时间。

3. 有无刺激性咳嗽、呛咳或呼吸困难

4. 有无声音嘶哑

5. 有无呕血。

6. 是否做过检查和治疗，结果如何；例如是否做过手术，是否接受过放化疗；是否做过胃镜及病理检查，结果如何；既往有无恶性肿瘤病史。

7. 是否伴有发热、体重下降、贫血、骨骼疼痛。

8. 有无肿瘤家族史。

二、体检

需要彻底细致的全身体格检查，特别要注意是否伴有颈部淋巴结肿大、腹部肿块或皮下结节。

三、评估

根据 KPS 评分标准进行体力状况评分。根据 VAS 疼痛评分标准进行肿瘤疼痛评分，根据患者身高体重计算体表面积。

四、化验

肿瘤标志物、血常规、肝肾功能、电解质、血清钙、乳酸脱氢酶（LDH）、凝血功能和尿液分析。

五、检查

1. 病理
病理常规。

2. 分子标记检测
Her－2。

3. 影像学检查
食管造影检查、胃镜检查、食管内镜超声、超声、增强 CT、MRI、PET/CT、骨扫描。

4. 其他检查

心电图等。

六、诊断

1. 纤维食管镜检查刷片细胞学或活检阳性可确诊。

2. 手术后病理可确诊。

3. 食管外病变（锁骨上淋巴结、皮肤结节）经活检或细胞学检查明确结合食管病变可确诊。

七、疾病分期、危险因素评估

1. 分期（表3-13，14）

表3-13　食管癌 TNM 标准

肿　瘤　分　期		描　　述
原发肿瘤（T）	T_X	原发肿瘤不能确定
	T_0	未发现原发肿瘤
	T_1	肿瘤侵犯黏膜固有层、黏膜肌层或黏膜下层
	T_2	肿瘤侵犯食管肌层
	T_3	肿瘤侵犯食管纤维膜
	T_4	肿瘤侵犯食管周围组织
区域淋巴结（N）	N_X	区域淋巴结不能确定
	N_0	无区域淋巴结转移
	N_1	1～2 枚区域淋巴结转移
	N_2	3～6 枚区域淋巴结转移
	N_2	≥7 枚区域淋巴结转移
远处转移（M）	M_X	远处转移不能确定
	M_0	无远处转移
	M_1	有远处转移
	M_{1a}	腹腔淋巴结转移
	M_{1b}	其他的远处转移
	M_{1a}	不应用

续表

肿 瘤 分 期	描 述
M_{1b}	非区域性淋巴结和/或其他的远处转移
M_{1a}	颈淋巴结转移
M_{1b}	其他的远处转移

表 3-14 食管癌临床分期

分期	描述
0	$TisN_0M_0$
I	$T_1N_0M_0$
II_a	$T_2N_0M_0$，$T_3N_0M_0$
II_b	$T_1N_1M_0$，$T_2N_1M_0$
III	$T_3N_1M_0$，T_4 任何 NM_0
IV	任何 T 任何 NM_1
IV_a	任何 T 任何 NM_{1a}
IV_b	任何 T 任何 NM_{1b}

2. 危险因素评估

术后高危因素包括低分化肿瘤、年龄小于 40 岁、有淋巴血管、神经血管侵犯者或切缘阳性者。

八、治疗原则

1. 局部治疗

（1）手术原则 对于所有患有可切除的胸段食管癌（距会厌超过 5cm）或贲门癌、身体状况适合手术的患者均应考虑行食管切除手术。

可切除的胸段食管癌（距会厌超过 5cm）或贲门癌是指：①$T_1 \sim T_3$ 肿瘤可切除，即使有区域淋巴结转移（N_1）；②T_4 肿瘤仅累及心包、胸膜或膈肌者是可切除的；③可切除的 IV_a 期 病变位于低位食管，腹腔淋巴结可切除且腹腔动脉、主动脉或其他器官未被累及。

（2）放疗原则　放疗常需综合其他治疗手段，常见的方式有同步放化疗、术前和术后同步放化疗。目前多主张同步放化疗。根治性的放疗或放化疗主要用于一般情况好，食管病变较短且无明显外侵、无显著食管梗阻者；对于不适合手术的晚期食管癌或局限于区域淋巴结的转移性病变可考虑姑息性放疗。

（3）梗阻局部处理　对于只能进全流食的重点梗阻者，可选择置入食管内支架，对于食管癌累及气管，可考虑安装食管气管双支架，延长中位生存期。

2. **全身治疗**

（1）总原则　包括：①与患者讨论治疗的目的，并签署知情同意书；②在治疗之前，要求患者具备足够的脏器功能和体力状态；③治疗期间需对患者进行密切观察，任何并发症均需处理；④治疗完成之后，需要对患者进行化疗反应的评估以及长期并发症的监测。

（2）化疗原则　新辅助化疗适用于超过 T_2 期及有任何淋巴结阳性的局部晚期食管癌患者应考虑术前新辅助化疗，新辅助化疗方案包括 DDP－5－FU、PTX－DDP 等。

术后辅助化疗适合于Ⅱ期以上高危复发因素的食管癌患者，治疗时机宜在术后 3 周左右加联合化疗，具体原则：①对于 $T_1N_0M_0$ 及部分 $T_2N_0M_0$ 的食管腺癌，术后可观察，若复发风险高者可进行以 5－FU 类为主的化疗或联合局部放疗；②对于 $T_{3~4}N_{0~2}M_0$ 的食管腺癌，可进行以 5－FU 类为主的化疗或联合局部放疗；③对于 $T_{1~2}N_0M_0$ 的食管鳞癌，术后可观察；④对于 $T_{3~4}N_{0~2}M_0$ 的食管鳞癌，可进行以铂类/5－FU类为主的化疗或联合局部放疗。

关于晚期复发食管癌分子靶向药物的应用，目前没有获批分子靶向药物用于食管癌，但研究显示食管腺癌 Her－2 阳性率达 17%，提示可考虑曲妥珠单抗治疗食管腺癌。

九、监测和随访

对于病灶完全切除后患者的随访内容包括：术后 4 个月左右随访 1 次，持续 2 年，每 6 个月对患者进行 1 次随访，之后每年 1 次。每次随访内容包括病史采集、体格检查以及胸部 CT、内镜、腹部 CT 及肝功能。

（杨静悦）

第十节　胃　癌

一、病史采集

1. 早期无特异表现，随着疾病进展出现上腹部疼痛、食欲减退、消瘦、乏力、恶心、呕吐、呕血、黑便，晚期出现明显的梗阻、消化道大出血、腹部肿块、左锁骨淋巴结肿大等。

2. 家族史。

3. 既往史。注意合并症，如高血压（低钠饮食、药物控制，每天测血压 4 次，必要时相关专科会诊）、心脏病（动态心电图、药物控制，必要时相关专科会诊）、糖尿病（糖尿病饮食、药物控制，测餐后血糖，必要时相关专科会诊）、慢阻肺（肺功能检测，抗炎、扩张支气管及其他对症支持治疗，必要时相关专科会诊）、肝硬化（控制水钠摄入、营养支持，保肝治疗）。还应注意手术外伤史。

二、体格检查

1. 与肿瘤相关的体征

帮助肿瘤的定性、定位及分期，早期胃癌无明显体征；上腹部肿块、直肠前触及肿物、脐部肿块、锁骨上淋巴结肿大等，均是胃癌晚期或已出现转移的体征。

2. 与治疗相关的体征

体表面积、体型、贫血及低蛋白血症。

三、实验室检查

1. 血常规，包括 WBC、N、HGB 及 PLT。

2. 尿常规，包括 WBC、RBC、尿沉渣。

3. 大便常规 + 潜血。

4. 肝功能。

5. 肾功能。

6. 清电解质及血凝全套。

7. 空腹血糖。

8. 肿瘤标记物，包括 CEA、CA724、CA242 及 CA19 - 9。

9. 乙肝五项、HIV、HCV、抗梅毒抗体。

四、辅助检查

1. 治疗相关的检查，常规心电图、骨髓穿刺活检。

2. 肿瘤相关的检查：①腔镜　纤维胃镜；②腹部 B 超　腹盆腔脏器、腹腔积液；③腹部及盆腔 CT　腹盆腔脏器、肺转移者；④骨扫描　有骨痛及血钙、AKP 升高者；⑤超声内镜　直肠癌术前分期。

五、病理组织学分类

胃癌的组织学分类主要使用 WHO 的国际分型，分为乳头状腺癌、管状腺癌、黏液腺癌、印戒细胞癌、腺鳞癌、鳞状细胞癌、类癌、未分化癌、未分类癌九型。

不同的组织学类型具有不同的生物学表现，其与肿瘤的预后，发病年龄，转移方式有密切的关系。在肿瘤诊治中具有重要意义。

六、分期

胃癌的分期是胃癌诊治计划设计的非常重要的基础。目前国内外通用的是 1985 年国际抗癌联盟（UICC）的胃癌 TNM 分期法。该分期 1988 年又作了修改（表 3 – 15，16）。

表 3 – 15 修改后的胃癌 TNM 标准

分　期		描　述
原发肿瘤（T）	Tis	原位癌
	T_1	侵犯黏膜或黏膜下层的肿瘤
	T_2	侵及固有肌层或浆膜下层的肿瘤
	T_3	侵出浆膜的肿瘤
	T_4	侵及临近脏器的肿瘤
所属淋巴结（N）*	N_0	所属淋巴结无转移
	N_1	沿大小弯淋巴结中，距原发肿瘤 3cm 范围内的淋巴结出现转移
	N_2	超越原发肿瘤 3cm 以上的胃周围淋巴结或胃左动脉，脾动脉，腹腔动脉，肝总动脉出现淋巴结转移者
远处转移（M）	M_0	未出现远处转移
	M_1	出现远处转移

注：除以上淋巴结以外的腹腔淋巴结、胰腺后、肝十二指肠、肠系膜根部淋巴结转移均属远处转移

表 3 – 16 修改后的胃癌 TNM 标准

分　期	描　述
0	$TisN_0M_0$
I_a	$T_1N_0M_0$
I_b	$T_2N_0M_0$，$T_1N_1M_0$
II	$T_3N_0M_0$，$T_1N_2M_0$
III_a	$T_4N_0M_0$，$T_2N_2M_0$
III_b	$T_4N_1M_0$，$T_3N_2M_0$
IV	$T_4N_2M_0$，$T_{1-4}N_{0-2}M_1$

七、治疗原则

1. 手术原则

胃癌手术包括胃及其周围器官的切除和淋巴结的清除，应根据肿瘤分期进行个体化治疗，在保证根治的前提下进行手术，尽量保留组织器官的功能。

2. 放疗原则

放疗是胃癌治疗中的一部分，无远处转移证据（M1）时，切缘有肉眼残留病灶（R2 切除）的患者可考虑接受放疗同时予以氟尿嘧啶类（5 - FU 或卡培他滨）为基础的同步化疗。

3. 化疗原则

（1）新辅助化疗 适用于Ⅱ、Ⅲ期胃腺癌、食管胃连接处（EG3）腺癌和低位食管腺癌患者应考虑术前新辅助化疗。ECF 方案作为术前辅助化疗方案已列入 NCCN 胃癌临床指引中 I 类证据。

（2）术后辅助化疗 术后辅助化疗取决于手术切缘和淋巴结状态。临床研究证明对于术后病理分期 $T_{1-2}N_0$ 者行辅助化放疗无意义，仅对 $T_{3-4}N_0$ 或者 $T_{1-4}N^+$ 患者方可延长生存和减少局部复发。因此，对 R0 切除术后病理分期为 $T_{1-2}N_0M_0$ 的患者可以继续观察。T_2N_0 期患者如果存在高危因素，推荐给予以氟尿嘧啶类为基础的术后化疗，这些高风险因素包括肿瘤低分化或组织学分级高，淋巴管浸润，神经浸润或年龄小于 50 岁。方案可考虑 DCF 方案、ECF 方案、改良 ECF 方案、氟尿嘧啶类 ± 铂类等。

（3）转移或复发的晚期胃癌化疗 对于转移性胃癌，临床研究证实了以多西他赛为基础的三药联合方案的疗效，一系列改良方案的研究包括两药联合方案、周剂量给药方法以及以紫杉醇为基础的联合方案，也显示了良好的安全性和类似的疗效。可以用于治疗转移性或局部晚期胃癌方案有：DCF 或其改良方案、ECF 或其改良方案、伊立替康联合顺铂或氟尿嘧啶类（5－FU 或卡培他滨）、奥沙利铂联合氟尿嘧啶类（5－FU 或卡培他滨）、经标准方法确定为 HER－2 阳性的晚期胃或胃食管结合部腺癌患者可以选择曲妥珠单抗联合化疗等。

4. 分子靶向药物应用原则

表皮生长因子受体（EGFR）、血管内皮生长因子受体（VEGFR）和人表皮生长因子受体－2（HER－2）的过表达与胃癌和食管癌患者较差的预后存在相关性。ToGA 研究是首个在 HER－2 阳性胃癌患者中评价曲妥珠单抗联合顺铂及一种氟尿嘧啶类药物的前瞻性多中心随机 III 期临床研究。这项研究证实，对于 HER－2 阳性的晚期胃癌患者，曲妥珠单抗联合标准化疗的疗效优于单纯化疗。这一研究确立了曲妥珠单抗联合化疗在 HER－2 阳性的晚期胃或食管胃癌患者中的标准治疗地位。目前曲妥珠单抗联合顺铂及氟尿嘧啶类药物治疗转移或复发的晚期胃癌化疗已列入 NCCN 胃癌临床指南（I 类证据）。

八、监测和随访

所有胃癌患者都应接受系统的随访。随访内容包括全面的病史询问和体格检查，每 3～6 个月随访 1 次，共 1～3 年；之后每 6 个月随访 1 次，共 3～5 年；以后每年 1 次。同时根据临床情况进行血清生化检测、影像学检查或内镜检查。对于接受手术治疗的患者，应监测维生素 B_{12} 水平及铁缺乏情况，有指征时应予治疗。

（喻召才　杨静悦）

第十一节　结直肠癌

一、结直肠癌治疗前的诊疗规范

1. 病史采集

症状，家族史（对于非 HNPCC、HNPCC 及 FAP 患者，加强随访），既往史。

其中既往史要注意合并症，如高血压（低钠饮食、药物控制，测血压 4/d，必要时相关专科会诊），心脏病（动态心电图、药物控制，必要时相关专科会诊），糖尿病（糖尿病饮食、药物控制，测餐后 2 小时血糖，必要时相关专科会诊），慢阻肺（肺功能检测，抗炎、扩张支气管及其他对症支持治疗，必要时相关专科会诊），肝硬化（控制水钠摄入、营养支持，保肝治疗）和手术外伤史。

2. 体格检查

（1）与肿瘤相关的体征，帮助肿瘤的定性、定位及分期。

（2）治疗相关的体征，体表面积、体型、贫血及低蛋白血症。

3. 实验室检查

（1）血常规包括 WBC、N%、HGB 及 PLT。

（2）尿常规包括 WBC、RBC、尿沉渣。

（3）大便常规 + 潜血。

（4）肝功能。

（5）肾功能。

（6）血清电解质及血凝全套。

（7）空腹血糖。

（8）肿瘤标记物包括 CEA、CA50、CA242 及 CA19－9。

（9）乙肝五项、HIV、HCV、抗梅毒抗体。

4. 辅助检查

（1）治疗相关的检查包括常规心电图、骨髓穿刺活检。

（2）肿瘤相关的检查：①纤维肠镜；②腹部 B 超包括腹盆腔脏器、腹腔积液；③腹部及盆腔 CT 包括腹盆腔脏器、肺转移者；④MRI，因肠梗阻纤维结肠镜无法到达回盲部者；⑤骨扫描，有骨痛及血钙、AKP 升高者；⑥超声内镜，直肠癌术前分期。

5. 治疗安排

二、结直肠癌的术后辅助治疗规范

1. 病史采集

（1）症状　术后恢复情况、消化道症状（腹痛、腹胀、便秘及腹泻情况）有消化道症状患者，对症处理，慎用化疗药物伊立替康。

（2）家族史　对于非 HNPCC、HNPCC 及 FAP 患者，加强随访。

（3）既往史　合并症，如高血压（低钠饮食、药物控制，每天测血压 4 次，必要时相关专科会诊），心脏病（动态心电图、药物控制，必要时相关专科会诊），糖尿病（糖尿病饮食、药物控制，测餐后 2 小时血糖，必要时相关专科会诊），慢阻肺（肺功能检测，抗炎、扩张支气管及其他对症支持治疗，必要时相关专科会诊），肝硬化（控制水钠摄入、营养支持，保肝治疗），以及手术外伤史。

2. 体格检查

与治疗相关的体征包括体能状况评分、体表面积、贫血及低蛋白血症。

3. 实验室检查

（1）血常规，WBC、N%、HGB 及 PLT。

（2）尿常规，WBC、RBC、尿沉渣。

（3）大便常规＋潜血。

（4）肝功能。

（5）肾功能。

（6）血清电解质。

（7）空腹血糖。

（8）肿瘤标记物，CEA、CA50、CA242 及 CA19 - 9。

4. 辅助检查

（1）治疗相关的检查　常规心电图、骨髓穿刺活检。

（2）肿瘤相关的检查　术后 6 月时纤维肠镜；腹部及盆腔 CT；胸片。

5. 治疗

（1）辅助化疗　Tis 与 $T_{1 \sim 2} N_0 M_0$ 不需辅助治疗。

$T_3 N_0 M_0$ 高危复发（3 ~ 4 级、脉管浸润、肠梗阻、穿孔、所取淋巴结数目 < 10）者，给予 5 - FU/LV、卡培他滨或 FOLFOX，或临床试验或观察。

$T_4 N_0 M_0$ 及 T_3 局部穿孔、邻近切缘或切缘可疑阳性或阳性者给予 5 - FU/LV、卡培他滨或 FOLFOX，也可 RT 或临床试验或观察。

$T_{1 \sim 4} N_{1 \sim 2} M_0$ 者给予 5 - FU/LV、卡培他滨或 FOLFOX。

Ⅲ期患者用卡培他滨目前认为与静脉推注 5 - FU/LV 相同。

Ⅲ期患者用 FOLFOX 有益处，但对Ⅱ期患者的益处无统计学上的意义。

辅助治疗时不用 IFL，FOLFIRI 或联合卡培他滨的方案目前还没有数据（表 3 - 17）。

表 3 - 17 结直肠癌辅助化疗

CRC 辅助治疗方案	用法	DFS	OS	3 - 4 度副作用参考文献
FOLFOX4	L - OHP 85mg/m^2 iv gtt 2h d1 LV 200mg/m^2 iv gtt 2h d1~2 5 - FU 400mg/m^2 iv d1~2 5 - FU 600mg/m^2 civ 22h d1~2 每 14d 重复,共 12 周期	3 年 78% Ⅲ 期:3 年 72%;4 年 70% Ⅱ 期:3 年 87%;4 年 85%	–	中性粒细胞减少,腹泻,恶心呕吐,神经毒性 NEJM 350:2343,2004
LV5FU2	LV 200mg/m^2 iv gtt 2h d1~2 5 - FU 400mg/m^2 iv d1~2 5 - FU 600mg/m^2 civ 22h d1~2 每 14 天重复,共 12 周期	3 年 73%	3 年 86%	中性粒细胞减少,黏膜炎,腹泻 JCO 21:2896,2003
卡培他滨(注:体质差,经济条件许可可选用)	1250mg/m^2 Bid ×14 每 3 周重复,共 24 周	3 年 64%	3 年 81%	手足综合症,腹泻,恶心呕吐 Proc ASCO A3509,2004

三、进展期不能手术的结直肠癌的诊疗规范

1. 病史采集

(1) 症状,术后恢复情况、消化道症状(腹痛、腹胀、便秘及腹泻情况)有消化道症状患者,对症处理,慎用化疗药物伊立替康。

（2）家族史，既往史。既往史应注意合并症，如高血压（低钠饮食、药物控制，每天测血压 4 次，必要时相关专科会诊），心脏病（动态心电图、药物控制，必要时相关专科会诊），糖尿病（糖尿病饮食、药物控制，测餐后 2 小时血糖，必要时相关专科会诊），慢阻肺（肺功能检测，抗炎、扩张支气管及其他对症支持治疗，必要时相关专科会诊）肝硬化（控制水钠摄入、营养支持，保肝治疗），以及手术外伤史。

2. 体格检查

与治疗相关的体征，体能状况评分、体表面积、贫血及低蛋白血症。

3. 实验室检查

（1）血常规，WBC、N%、HGB 及 PLT。

（2）尿常规。WBC、RBC、尿沉渣。

（3）大便常规 + 潜血。

（4）肝功能。

（5）肾功能。

（6）血清电解质。

（7）空腹血糖。

（8）肿瘤标记物，CEA、CA50、CA242 及 CA19 – 9。

4. 辅助检查

（1）治疗相关的检查　常规心电图、骨髓穿刺活检。

（2）肿瘤相关的检查　包括：①纤维肠镜取病理活检；②腹部及盆腔 CT；③胸片或胸部 CT。

5. 治疗

（1）全身化疗。

（2）对症支持治疗。

四、随访（表 3 – 18）

表 3 – 18　西京医院肿瘤科大肠癌术后随访

项目	1 ~ 3 年		4 ~ 5 年	> 5 年
	高危 （Ⅲ期）	中危 （Ⅰ ~ Ⅱ期）		
病史、体检	每 3 个月	每 3 个月	每 6 个月	每 6 ~ 12月
CEA、 CA19 – 9 等	每 3 个月	每 3 个月	每 6 个月	每年
肝功能	每 3 个月	每 3 ~ 4 个月	每 6 个月	每年
大便隐血	每 6 个月	每 6 个月	每 6 个月	每年
B 超	每 3 个月	每 3 个月	每 6 个月	每年
结肠镜	每 6 个月	每 12 个月	每 12 ~ 18 个月	每 1 ~ 2年
胸片	每 6 个月	每 6 个月	每 12 个月	每年
盆腔 CT	每 6 个月	每 6 个月	每 12 个月	每年

第十二节　胆囊恶性肿瘤

一、病史

症状，家族史，既往史。

其中既往史应注意合并症，如高血压（低钠饮食、药物控制，每天测血压4次，必要时相关专科会诊），心脏病（动态心电图、药物控制，必要时相关专科会诊），糖尿病（糖尿病饮食、药物控制，测餐后2小时血糖，必要时相关专科会诊），慢阻肺（肺功能检测，抗炎、扩张支气管及其他对症支持治疗，必要时相关专科会诊），肝硬化（控制水钠摄入、营养支持，保肝治疗），以及手术外伤史。

二、体格检查

1. 与肿瘤相关的体征，帮助肿瘤的定性、定位及分期。

2. 与治疗相关的体征，包括体表面积、体型、贫血及低蛋白血症。

三、实验室检查

1. 血常规，包括 WBC、N%、HGB 及 PLT。
2. 尿常规，包括 WBC、RBC、尿沉渣。
3. 大便常规 + 潜血。
4. 肝功能。
5. 肾功能。
6. 血清电解质及血凝全套。
7. 空腹血糖。
8. 肿瘤标记物，包括 CEA、CA125 及 CA19 – 9。
9. 乙肝五项、HIV、HCV、抗梅毒抗体。

四、辅助检查

1. 治疗相关的检查包括常规心电图、骨髓穿刺活检。
2. 肿瘤相关的检查包括胸片、上腹部 CT/MRI、ERCP/MRCP/经皮肝穿刺胆道造影。

五、临床表现

胆囊癌的发病比较隐蔽，早期常无明显的固定症状和体征，临床上易忽视，多数患者至症状明显时已属晚期。主要症状有右上腹疼痛，不适，嗳气，食欲减退，体重减轻，低热和腹部包块，与慢性胆囊炎和胆石症的症状相似，后期如肿瘤侵及肝门胆管则出现黄疸，如侵及幽门，十二指肠或结肠时可表现为消化道梗阻症状。

进行性梗阻性黄疸为胆管癌的主要症状，常伴有皮肤搔痒，红茶样尿或陶土便。患者常伴有上腹部疼痛、食欲减退、体重减轻，有时可出现急性胆管炎症状如寒颤、发热、恶心、呕吐等，癌肿位于胆总管时，患者常有胆囊肿大，癌肿位于胆囊管以上者则常无胆囊肿大，但肝脏总因胆汁淤积而肿大，后期可出现脾肿大和腹腔积液等门脉高压症状。

六、诊断

肝功能检查可了解黄疸程度和肝功能状况。B 超检查为首选方法，具有经济，无创，方便和准确性高的优点，可显示胆管扩张的部位和程度、胆囊内实质性光团、胆囊壁不规则增厚，胆囊正常结构消失而被肿块代替或有肝侵润表现。CT 和 MRI 具有确诊价值，可准确了解邻近脏器受累情况和淋巴结有无转移，确定治疗方案。

对于黄疸患者，PTC 和 ERCP 胆管造影可确定胆道系统狭窄和扩张的部位，对诊断很有帮助，但它们是创伤性检查，可能产生并发症，且有时不一定能成功。目前应用逐渐减少。高分辨的薄层 CT 扫描可显示引起梗阻的肿瘤部位、肝组织和肝外结构受累的信息。

目前值得推荐的方法是磁共振胰胆管成像（MRCP），是目前诊断胆管癌最有价值的检查方法。MRCP 能三维显示扩张和狭窄的肝内外胆管和肿瘤位置，胆管的成像质量可媲美 PTC 和 ERCP 的 X 线片，而且为无创性，不会产生并发症，适合于所有的患者。

血管造影可显示门静脉和肝动脉受累情况和肿瘤血供，但意义不大，临床上少用。CA19－9、CEA 和 AFP 等肿瘤标志物检查有一定的意义。特别是 CA19－9 的阳性率较高。

七、手术治疗

1. 胆囊癌的手术治疗

对 Nevin Ⅰ、Ⅱ、Ⅲ、Ⅳ 期胆囊癌患者，手术是其主要治疗手段，部份 Nevin Ⅴ 期患者如全身情况良好，亦应手术探查，手术方式包括以下几种。

（1）单纯胆囊切除术　适用于 Nevin Ⅰ、Ⅱ期，其 5 年生存率为 50%～100%。但有些学者对这类早期胆囊癌仍建议行根治性胆囊切除术，特别是对病变位于胆囊颈部，胆囊管和胆囊床部位者，推荐此激进手术的依据是小部分患者仅行胆囊切除术仍有区域淋巴结复发。

（2）根治性胆囊切除术　适用于 Nevin Ⅲ、Ⅳ 期胆囊癌患者，切除范围包括完整的胆囊切除、胆囊三角区和肝十二指肠韧带骨骼化清扫，楔形切除胆囊床 2cm 的肝组织。Ouchi 报告未超过浆膜下的胆囊癌，行根治行胆囊切除，5 年生存率为 100%，若侵犯至浆膜外，其 3 年生存率仅 17%。

（3）胆囊癌扩大根治切除术　适用于 Nevin Ⅴ 期患者，手术方法包括胆囊和相邻受侵的脏器（肝、肝外胆管、胰十二指肠、横结肠、门静脉）整块切除和广泛的淋巴清扫。其中受累肝脏的切除方式有肝楔行切除、Ⅳ、Ⅴ 和 Ⅵ 段切除、右半肝切除、或右三叶切除。扩大的根治性胆囊切除术并发症和死亡率均较高，预后差，5 年生存率仅 7.5%。应严格掌握适应证，仅限于年龄少于 75 岁，营养状况良好者。

（4）姑息性手术　包括三个部位：①肿瘤的姑息性切除；②胆道转流手术，解除黄疸，方法有切开肝外胆管，左右肝管内置入记忆合金支架，或各种肝管空肠吻合术和穿刺置管引流术；③消化道转流术肿瘤侵犯十二指肠引起梗阻时可行胃空肠吻合术。

2. 胆管癌的手术治疗

肝外胆管癌的手术包括根治性切除和姑息性切除，一部份晚期的胆管癌可通过 PTC 或 ERCP 放置内支架管而有效地减轻黄疸。肝门部胆管癌的手术方法有以下几种。

（1）肝门胆管癌根治性切除术　将包括肿瘤在内的部分胆总管、胆囊、肝总管、左右肝管和肝十二指肠韧带内除血管以外的所有组织骨骼化切除，行肝管空肠 Roux - Y 吻合术。

（2）肝门胆管癌扩大切除术　在骨骼化切除同时，同时加行左半肝、右半肝、中肝叶或尾状叶切除。门静脉壁受累时可部分切除或整段切除后重建。

（3）肝门胆管癌部分切除、狭窄肝管内记忆合金内支架植入和肝管空肠 Roux - Y 吻合术　支架可扩开狭窄的胆管，并延缓肿瘤残留或复发所致的胆管阻塞。

（4）姑息性减黄引流术　包括肝管内置管内引流或外流术，左侧肝内胆管空肠吻合术，右侧肝内胆管空肠吻合术，"U"形管外引流术，记忆合金内支架术。不适合手术者，亦可行 PTCD 或 ERCP 内支架植入引流术。

（5）中段胆管癌可行胆管部份切除，肝管空肠 Roux - Y 吻合术　门静脉壁可部分切除或一段切除。不能切除者，则在其梗阻上方行胆道旁路内引流或外引流术。

（6）胰十二指肠切除术　为下段胆管癌的标准的术式。肝门部胆管癌切除后 5 年生存率最乐观的为 40%，其他的为 10% 或更低。局部复发是死亡的主要原因。下段胆管癌切除的患者存活率要高于肝门部胆管癌切除患者，有一组研究报道其 5 年生存率可达 28%。

对于肝内胆管癌，如为小的周围型肝内胆管癌可行肝切除后而获长期生存，其 5 年生存率有人报告可达 44%，巨大型肝内胆管难以切除，预后很差。无淋巴结转移和肝内外大血管侵犯的患者可行肝移植，少数研究中，肝移植后的 5 年生存率超过术 53% 。

3. 放射治疗

适应证为肿瘤不能切除、切缘阳性、姑息性切除者、减黄术后和肿瘤复发的患者。由于胆管周围复杂的解剖关系，即使是达到根治性切除标准，切除范围也有限，有人报道给这些患者行放射治疗，可减少局部复发率。

胆囊癌手术根治切除率较低，行扩大根治术后复发率较高，且是导致死亡的主要原因，故主张手术合并放射治疗。胆囊癌对放疗有一定敏感性，手术加放疗可延长生命，改善生活质量。Todoroki 报道胆囊癌病灶切除加放疗的 3 年存活率为 10.1% ，而未加放疗者为 0。一般放射剂量为 40 ~ 50Gy。术中放射即在切除病灶后，采用回旋加速器产生的电子束，给 20 ~ 30Gy 的放射量。

常用体外照射方法进行治疗，特别是调强适型放疗可使靶区更精准，从而减少对周围胃肠等组织的损伤。胆囊癌体外照射适合根治术后或姑息切除术后，以及手术不能切除者。总量为 30 ~ 50Gy，共 3 ~ 4 周进行。照射范围为肿瘤原发部位和肝门附近。对于不能手术切除的胆囊癌患者，Wahobo 主张给予大剂量放疗，点剂量 70Gy，7 ~ 8 周内完成，可能延长生存期。如在照射中黄疸加深，或持续性能疼痛，或 B 超检查病变较前发展，即认为放射治疗无效，应终止照射。肝门胆管癌切除术后行肝门部补充放疗，可减少局部复发。γ 刀放疗亦是近年来逐渐兴起的新方法，据报导副损伤更小。也可采用术中放疗和经 PTCD 或 ERCP、T 形管 U 型管将小型放射源送入胆管腔内或胆道支架内进行内照射治疗。

4. 化学治疗

胆道肿瘤对化疗药物的敏感性低，化疗的价值仍未得到充分肯定，可试用于部分患者。用于胆道肿瘤的化疗药物有尿嘧啶类（5 - FU, Capecitabine, S1），Gemcitabine，铂类（cisplatin, Oxaliplatin），VP - 16，MMC，ADM 等，联合方案通常以尿嘧啶类或 Gemcitabine 为基础。

胆道肿瘤术后复发率高，有必要采用术后辅助治疗以降低其复发率并提高生存率。术后辅助化疗的价值与指征仍不明确，缺少大样本的Ⅲ期临床研究。过去曾有一项前瞻性随机对照Ⅲ期临床研究报道，显示术后辅助化疗可提高胆囊癌患者的生存率，而对胆管癌患者无益处。

晚期胆道肿瘤的化疗疗效仍较为有限，缺乏标准方案可用于临床。多项采用单药或联合化疗治疗晚期胆道肿瘤的临床研究相继开展，但多为小样本、非随机对照的Ⅱ期临床研究。单药化疗的有效率约 10% ~ 30%，中位总生存期（OS）6 ~ 8 个月，联合化疗的有效率 15% ~ 35%，中位 OS 6 ~ 12 个月。推荐对于一般情况良好（ECOG PS 0 ~ 1 分）的患者，可选择 Gemcitabine、尿嘧啶类、铂类中的两种药物联合化疗，对于 ECOG PS 2 分的患者，可采用单药化疗，ECOG PS 3 ~ 4 分者予最佳支持治疗。

适应证：①胆囊癌术后、有高危复发风险者的辅助治疗；②局部晚期或转移性胆道肿瘤的姑息治疗；③局限性胆道肿瘤放射治疗的增敏剂；④一般情况良好，骨髓储备及脏器功能正常。

常用的单药化疗方案：①CF 200mg/m^2，继以 5 - FU 500mg/m^2 静脉滴注，第 1 ~ 5 天，每 3 ~ 4 周重复；②Capcitabine 1000mg/m^2，每天 3 次，口服，第 1 ~ 14 天，每 3 周重复；③Gemcitabine 1000mg/m^2，静脉滴注，第 1、8、15 天，每 4 周重复。

常用的联合化疗方案：①GemOx 方案　Gemcitabine 1000mg/m^2，第 1 天，Oxaliplatin 100mg/m^2，第 1 天或第 2 天，每 2 周重复；②CapGem 方案　Gemcitabine 1000mg/m^2，第 1、8 天，Capcitabine 850mg/m^2，每天 3 次，口服，第 1 ~ 14 天，每 3 周重复；③CapOx 方案　Capcitabine 1000mg/m^2，

每天 3 次，口服，第 1 ~ 14 天，Oxaliplatin 130mg/m^2，第 1 天，每 3 周重复；④GP 方案　Gemcitabine 1000mg/m^2，第 1、8 天，DDP 25mg/m^2，第 1 ~ 3 天，每 3 周重复；⑤其他方案　如 Gem + 5 – FU，FOLFOX，5 – FU + DDP 也可采用。

5. 介入化疗

晚期胆囊癌除向囊外发展直接侵犯肝脏外，并通过淋巴管向肝门区淋巴结和肝十二指肠韧带内淋巴结转移，也可经血道向肝内和远处脏器转移。这些不能手术的晚期胆囊癌患者，采取综合措施，行选择性动脉灌注化疗或栓塞，可以缓解病情，少数人也许可创造 Ⅱ 期手术切除机会，对手术切除切缘可能残留的患者亦可将选择性动脉灌注化疗作为围手术期综合治疗措施。介入化疗主要方法是（超）选择性胆囊动脉或肝动脉灌注化疗，少数人可行栓塞。

（1）选择性动脉灌注化疗　适应证相对局限，仅对邻近肝脏直接浸润的进展期癌，为保证手术切除和切除后残留癌细胞的杀灭，应在术前术后分别进行动脉灌注化疗。肝脏浸润和肝门等处淋巴结的进展期癌动脉灌注化疗是控制癌肿发展的有效措施，应与其他措施配合定期进行。

灌注方法与肝癌相似。胆囊动脉起源于肝右动脉主干，早期胆囊癌要超选择到肝右动脉至胆囊动脉行灌注化疗，胆囊动脉纤细超选择进入困难，可用明胶海绵将肝右动脉远端分支栓塞，尔后经肝右动脉主干灌注，药物即可大部分进入胆囊动脉。对侵犯肝脏右叶前段的胆囊癌，此时插管至肝右动脉主干灌注化疗，可同时兼顾胆囊原发癌及肝脏浸润癌。对侵犯肝脏并有肝门等淋巴结转移者，导管只需插入至肝总动脉，灌注的药物可进入肝固有动脉、胆囊动脉和胃十二指肠动脉，同时兼顾胆囊原发癌、肝浸润癌和肝十二指肠韧带的淋巴结转移癌。淋巴结转移灶压迫胆道致梗阻性黄疸者还要经皮穿刺胆道引流、胆管扩张或胆道内支架植入术。

（2）选择性动脉栓塞治疗　适应证为胆囊癌浸润肝脏，可见胆囊动脉与肝右动脉搏间形成吻合，如能超选择至这些异常吻合支的供血干，可行碘油抗癌药乳剂栓塞治疗。为早期胆囊癌、栓塞胆囊动脉引起胆囊坏死，或晚期胆囊癌发生淋巴结转移者，大范围栓塞引起胃和胰腺严重反应方法。

方法同肝癌动脉栓塞治疗，超选择插管至肝右动脉干，造影证实为癌区供养血管，先行灌注化疗，尔后以碘油抗癌药乳剂栓塞胆囊动脉，栓塞剂一般用 5～10ml 即达满意栓塞效果。

6. 免疫治疗

免疫治疗在胆囊癌的治疗中还属探索阶段，若辅以化疗、放疗或手术治疗，可以提高免疫能力，增强治疗效果。一般免疫药物为日达神、仙干扰素、LAK 细胞、溶链菌素、免疫核糖核酸等。

（喻召才）

第十三节　胰腺癌

一、诊断

1. 病史和体格检查

首先应详细询问病史，包括家族史、饮食史，慢性胰腺炎、糖尿病史等。

对于表现为阻塞性黄疸、难以解释的体重减轻（超过正常体重的 10%）、不明原因上腹痛或腰背痛、近期出现不能解释的消化不良而胃肠道常规检查正常、突发糖尿病而又无肥胖及糖尿病家族史者、突发无法解释的腹泻、自发性的胰腺炎发作等表现者要警惕胰腺癌的可能。

2. 实验室检查

主要是检测血清肿瘤标志物 CA19 – 9 和 CA242，CA19 – 9 在诊断胰腺癌的灵敏度较高，CA242 的特异性优于 CA19 – 9。

必须检查项目为 CEA、CA19 – 9、CA50、CA242。

3. 特殊检查

B 超是胰腺癌的首选无创性检查。

对于 B 超发现有异常者或者显示不清者应进一步进行 CT 或 MRI 检查，可进一步显示胰腺肿块的位置、大小、密度以及有无胰管和（或）胆管扩张、病灶的局部浸润、淋巴结转移情况以及是否伴有肝转移。对于 CT/MRI 诊断不能明确的可考虑行 ERCP。

4. 病理学诊断

主要包括 US、CT 引导的细针穿刺活检，EUS，腹腔镜及术中活检，胰液及十二指肠引流液，腹腔冲洗液及腹腔积液。

不可切除的胰腺癌在放化疗前必须取得病理学诊断。

二、诊断流程图（图 3 – 1）

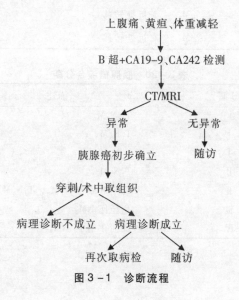

图 3 – 1　诊断流程

第三章　常见肿瘤诊治常规

三、临床分期（表 3 – 19，20）

表 3 – 19　胰腺癌 TNM 分期（AJCC，2002）

肿　瘤　分　期		描述
原发肿瘤（T）	Tx	原发肿瘤不能确定
	T_0	无原发肿瘤证据
	Tis	原位癌
	T_1	肿瘤局限于胰腺内，最大径 ≤2cm
	T_2	肿瘤局限于胰腺内，最大径 >2cm
	T_3	肿瘤超出胰腺，未累及腹腔轴或肠系膜上动脉
	T_4	肿瘤累及腹腔轴或肠系膜上动脉（原发肿瘤不能切除）
区域淋巴结（N）	Nx	区域淋巴结不能确定
	N_0	区域淋巴结无转移
	N_1	有区域淋巴结结转
远处转移（M）	Mx	远处转移不能确定
	M_0	无远处转移
	M_1	有远处转移

表 3 – 20　胰腺癌综合分期

分期	描述
0	$TisN_0M_0$
I a	$T_1 N_0 M_0$
I b	$T_2 N_0 M_0$
II a	$T_3 N_0 M_0$
II b	$T_1 N_1 M_0$，$T_2 N_1 M_0$，$T_3 N_1 M_0$
III	T_4 任何 NM_0
IV	任何 T 任何 NM_1

四、治疗原则

1. 手术评估

可切除包括：①计划性切除；②边界可切除；③计划性新辅助治疗。Ⅲ期、Ⅳ期不可切除。必须注意的是非 RO 切除对胰腺癌的生存无益。

2. 放射治疗

（1）辅助放疗 手术切除后，不论切缘或淋巴结状态都可采用，可与化疗联合。照射的靶区根据术前 CT 和/或术中标记，应包括原发肿瘤或瘤床和局部淋巴结。建议采用三维适形放疗。剂量 40～50Gy（1.8～2Gy/d）。

（2）姑息性放疗 可与化疗联合。照射的靶区根据 CT 或术中标记，应包括原发肿瘤和局部淋巴结。建议采用三维适形放疗。剂量 40～50Gy（1.8～2Gy/d）。

3. 化疗

（1）辅助化疗 根治性手术切除后予以吉西他滨 $1000mg/m^2$，第 1、8、15 天，连用 6 周期。

（2）姑息性化疗 吉西他滨 $1000mg/m^2$，第 1、8、15 天，至病灶进展或出现不可耐受的不良反应。

局部病灶残留或切缘阳性者术后予以含 5－FU 或吉西他滨的同期辅助放化疗（放疗剂量 40～54Gy）。

TAI 或 TACE 适应证包括：①发现时伴有肝转移的胰腺癌；②胰腺癌手术或其他治疗后出现肝转移；③无法切除胰腺癌全身化疗失败者。

肝动脉化疗方案常用：①吉西他滨 $1000mg/m^2$＋顺铂 $60mg/m^2$；②吉西他滨 $1000mg/m^2$＋奥沙利铂 $135mg/m^2$。

4. 中医治疗

胰腺癌属于中医的"癥瘕"、"积聚"、"黄疸"范畴。早期症状不明显，多数有厌食及体重减轻，腹痛是胰体尾癌最早出现的症状，胰头癌出现黄疸较早。晚期可出现腹部肿块，发热，消瘦等症状。

5. 生物靶向治疗

（1）IL-2 方案　NS 250ml + IL-2　200~600kU，静脉滴注，每天 1 次，4 周为一疗程，休息 2~4 周后重复；或隔日 1 次，8 周为一疗程，休息 2~4 周后重复。

（2）胸腺肽方案　NS 250ml + 胸腺肽 40~200mg，静脉滴注，每天 1 次，4 周为一疗程，休息 2~4 周后重复；或隔日 1 次，8 周为一疗程，休息 2~4 周后重复。

（3）α-干扰素方案　1000~3000kU，肌肉注射，隔日 1 次或每周 2 次；8 周为一疗程，休息 2~4 周后重复。

五、预防与患者教育

（喻召才）

第十四节　原发性肝癌

一、检测、诊断与分期

1. 检测与筛查

HCC 的检测指标主要包括血清甲胎蛋白（AFP）和肝脏超声检查两项。对于 ≥35 岁的男性，具有 HBV 和（或）HCV 感染，嗜酒的高危人群，一般是每隔 6 个月进行 1 次检查。对 AFP > 400μg/L 而超声检查未发现肝脏占位者，应注意排除妊娠、活动性肝病以及生殖腺胚胎源性肿瘤；如能排除，应作 CT 和（或）MRI 等检查。如 AFP 升高但未达到诊断水平，除了应该排除上述可能引起 AFP 增高的情况外，还应密切追踪 AFP 的动态变化，将超声检查间隔缩短至 1~2 个月，需要时进行 CT 和（或）MRI 检查。若高度怀疑肝癌，建议做 DSA 肝动脉碘油造影检查。

2. 诊断

HCC 的诊断包括病理学诊断标准和临床诊断标准。对于无法手术患者的病理诊断建议超声引导下的肝穿刺活检，可大大提高阳性诊断率。

3. 分期

分期标准包括 NCCN 的 TNM 分期、巴塞罗那（BCLC）分期、我国的广州分期、日本的 Okuda 分期等。由于 BCLC 分期考虑了肿瘤、肝功能和全身情况，且有较多循证医学依据。故本指南采用 BCLC 分期标准。

二、治疗原则

1. 手术治疗原则

（1）手术切除原则　对临床肝癌或大肝癌，如患者全身情况和肝功能代偿良好，无肝硬化者，规则性肝切除仍为主要术式。对合并肝硬化的亚临床肝癌或小肝癌，非规则性肝切除成为主要术式。

对肿瘤包膜完整者，倾向于非规则性肝切除；对肿瘤包膜不完整者，多考虑较为广泛的切除。

从部位来说，左侧肝癌，以力求根治为原则，尽可能选用规则性半肝切除或左三叶切除。右侧肝癌，既要照顾根治原则，也要考虑安全性，不强求右半肝切除，一般行非规则性肝肝切除。位于肝中叶，特别是左内叶肿瘤主要施行非规则性肝切除，特殊情况下施行左半肝或左三叶切除术。

（2）肝移植术　目前认为肝移植对小肝癌特别是伴有肝硬化者，疗效较好，优于根治性切除术。

（3）二期切除　患者选择：①右叶或肝门区单个大肝癌，包膜较完整，因伴有肝硬化特别是小结节性肝硬化而不能切除者；②右叶大肝癌伴卫星结节，但仍局限于右肝者；③主瘤在右叶而左叶有 1～2 个小的可切除结节者。

二期切除指征为肿瘤直径缩小至原先的 50% 以上，对 AFP 阳性肝癌而言，肿瘤缩小应伴 AFP 显著下降。白/球蛋白比例恢复正常。综合治疗后副反应消失，患者体重上升。各种影像学检查提示技术上有切除可能。

2. 肝动脉化疗栓塞（TACE）原则

对于不能根治切除的肝癌，首选肝动脉化疗栓塞；介入术前应取得病理学依据，如难于取得病理诊断，须符合肝癌临床诊断标准。

（1）适应证 包括：①不能手术切除的肝癌；②对手术切除有困难的肝癌，化疗栓塞可使瘤体缩小，创造二期手术切除机会；③肝癌手术不彻底或术后复发者；④控制肝肿瘤破裂出血和较大的动静脉短路。

（2）禁忌证 包括：①肝功能 Child C；②肿瘤体积超过全肝 70%（若肝功能正常，可采用少量分次栓塞）；③广泛转移者；④门静脉主干癌栓完全阻塞应视侧支循环、肿瘤大小及食管静脉曲张程度酌定。

（3）药物选择 包括：①铂类 DDP，L - OHP；②蒽环类 ADM，E - ADM，THP；③中药类 榄香烯，华蟾素（通常 1～2 药联合）。

（4）栓塞剂选择 肝动脉栓塞常用的栓塞剂为碘油和明胶海绵，碘油通常和化疗药物混合栓塞，栓塞剂应超选择至供养肿瘤的靶动脉。

3. 放射治疗原则

（1）适应证 包括：①病理组织学或细胞学证实的原发性肝癌；②肝硬化 Child - Pugh 分级 A；③KPS≥70。

（2）禁忌证 包括：①肝硬化 Child - Pugh 分级 B 和 C；②继往有肝脏放疗史；③肿瘤边界在影像学上无法确认；④肝外转移和/或远处转移。

4. 肝动脉化疗栓塞（TACE）原则

（1）适应证 包括：①机载超声能清楚显示的肝内实

性病灶；②无梗阻性黄疸；③有足够的声通道，或经辅助处理后可获得足够的声通道。

（2）禁忌证　包括：①有严重黄疸、腹腔积液或恶液质；②治疗区域存在皮肤破溃或感染时或存在严重疤痕者；③不能耐受相应麻醉或镇痛镇静药物的者；④治疗声径路中存在下腔静脉系统栓子者。

（3）注意事项　包括：①对于肿瘤动脉血供丰富，可先行 PEI、TACE 等治疗后再行治疗；②声通道条件差者，如肋间隙宽度＜1.5cm 或近膈的肿瘤可采用肋骨切除或人工胸腔积液的辅助处理以获得良好的超声通路；③治疗相关区域皮肤接受过 40Gy 以上放疗时，HIFU 治疗需谨慎，可能导致严重的皮肤坏死

5. 中药治疗原则

（1）遵循辨证论治原则。

（2）中药可配合肝动脉化疗栓塞、放射治疗等同时使用。

（3）中药配合其他治疗期间以健脾理气法则为主，避免使用活血药物和有毒药物。

（4）单独使用可适当应用有毒中药。

（5）中成药推荐使用华蟾素、艾迪、榄香烯等。

（喻召才）

第十五节　肾　癌

一、病史

1. 血尿的发现日期，持续时间，是否伴有疼痛，有无条状血块。

2. 腰部包块的大小、部位、发展速度，是否伴有疼痛

及疼痛的性质和时间。

3. 是否做过检查和治疗，结果如何；例如是否做过穿刺、手术，是否接受细胞因子治疗、放疗、靶向治疗；是否做过病理检查，结果如何；既往有无恶性肿瘤病史。

4. 是否伴有发热、体重下降、贫血或精索静脉曲张。

5. 有无肿瘤家族史，尤其是年轻患者应考虑 von Hippel－Lindau（VHL）病，一种由 VHL 基因突变引起的遗传型 RCC。

二、体检

需要彻底细致的全身体格检查，特别要注意是否有锁骨上淋巴结肿大、腹部肿块、下肢水肿、精索静脉曲张或皮下结节。

三、评估

根据 KPS 评分标准进行体力状况评分。根据 VAS 疼痛评分标准进行肿瘤疼痛评分，根据患者身高体重计算体表面积。

四、化验

肿瘤标志物、血常规、肝肾功能、电解质、血清钙、乳酸脱氢酶（LDH）、凝血功能和尿液分析。

五、检查

1. 病理

病理常规。

2. 分子标记检测

EGFR、K－ras、PDGFR、VEGFR。

3. 影像学检查

X 线片、超声、增强 CT、肾动脉造影、MRI、PET／

CT、骨扫描。

4. 其他检查

心电图等。

六、诊断

CT 引导下的肾脏小病灶或其他可及部位的细针穿刺活检或行肾切除术都可用于确诊疑似 RCC 的患者。某些有转移的患者也可在减瘤性肾切除术时得到确诊。

七、疾病分期、危险因素评估

1. 分期（表 3 - 21，22）

表 3 - 21　肾癌 TNM 标准

肿　瘤　分　期		描述
原发肿瘤（T）	Tx	原发肿瘤不能确定
	T_0	未发现原发肿瘤
	T_1	肿瘤局限于肾脏内，其最大径≤7cm
	T_{1a}	肿瘤局限于肾脏内，其最大径≤4cm
	T_{1b}	肿瘤局限于肾脏内，其最大径>4cm
	T_2	肿瘤局限于肾脏内，其最大径>7cm
	T_3	肿瘤侵犯主要的静脉或肾上腺、周围组织，但没有突破 Gerota 筋膜
	T_{3a}	肿瘤直接侵犯肾上腺或肾周及/或肾窦，但没有突破 Gerota 筋膜
	T_{3b}	肿瘤严重侵犯肾静脉或其主要分支，或膈下的下腔静脉
	T_{3c}	肿瘤严重侵犯膈上下腔静脉，或侵犯下腔静脉壁
	T_4	肿瘤突破 Gerota 筋膜
区域淋巴结（N）	Nx	区域淋巴结不能确定
	N_0	无区域淋巴结转移

续表

肿 瘤 分 期		描述
	N_1	单个区域淋巴结转移
	N_2	区域淋巴结转移超过 1 个
远处转移（M）	Mx	远处转移不能确定
	M_0	无远处转移
	M_1	远处转移

表 3 – 22 肾癌综合分期

分期	描述
I	$T_1 N_0 M_0$
II	$T_2 N_0 M_0$
III	$T_1 N_1 M_0$，$T_2 N_1 M_0$，$T_{3a} N_{0\sim1} M_0$，$T_{3b} N_{0\sim1} M_0$，$T_{3c} N_{0\sim1} M_0$
IV	$T_4 N_{0\sim1} M_0$，任何 $TN_2 M_0$，任何 T 任何 NM_1

2. 危险因素评估

影响生存期的不良因素包括：血液 LDH 水平 > 正常水平上限的 1.5 倍、高血钙（校正血钙水平 > 10mg/dL 或 2.5mmol/L）、贫血、从初始诊断到需要接受全身治疗的时间间隔小于 1 年，以及一般情况较差（KPS < 80%）。没有上述风险因素的患者被归为预后较好组，有 1 ~ 2 项风险因素的患者被归为中度风险组，那些风险因素 ≥ 3 项的患者被归为预后不良组。

八、治疗原则

1. 局部治疗

（1）手术原则 首选手术切除。

（2）放疗原则 原则上不考虑放疗，对于病变范围广、一般情况差，不能耐受手术，可以考虑给予姑息放疗。

（3）肿瘤局部处理　少数老年或体弱患者，如果肿瘤较小，可以选择能量消融治疗，如射频消融或冷冻消融。

2. 全身治疗

（1）总原则　与患者讨论治疗的目的，并签署知情同意书；在治疗之前，要求患者具备足够的脏器功能和体力状态；治疗期间需对患者进行密切观察，任何并发症均需处理；治疗完成之后，需要对患者进行化疗反应的评估以及长期并发症的监测。

（2）化疗原则　原则上不考虑化疗。

（3）细胞因子治疗原则　对于转移性肾癌患者，中、高剂量 IFN－α 或（和）IL－2 是标准一线治疗方案。治疗时应注意予以高剂量 IL－2、干扰素－α，干扰素－α 可采用阶梯式递增方案。

（4）分子靶向药物应用原则　首选临床试验。其次可选择的靶向治疗包括苹果酸舒尼替尼、苯磺酸索拉非尼、替西罗莫斯、依维莫司和新近批准的贝伐珠单抗联合 IFN－α。

舒尼替尼、索拉芬尼、替西罗莫斯、贝伐单抗联合干扰素为转移性肾癌的一线治疗药物。而依维莫司可用于酪氨酸激酶抑制剂治疗之后进展的患者。

九、监测和随访

对于病灶完全切除后患者的随访内容包括：①术后 4～6 个月左右行腹部和胸部 CT 作为基线资料，随后按需进行检查；②胸部 X 线和腹部超声检查也可用于患者评价，尤其对于复发风险较低的小肾肿瘤患者；③没有哪个随访计划适用于所有患者，因此应当根据原发肿瘤的大小、肾外受累的程度、组织学类型、以及相对复发风险为患者制定个体化的随访计划；④术后最初 2 年内每 6 个月对患者进行 1 次随访，之后每年 1 次；⑤每次随访内容包括病史采集、体格检查以及全套代谢指标检查（如血尿素氮、血清肌酐、钙水平、LDH、肝功能、检查）。

（杨静悦）

第十六节　膀胱癌

一、主要症状和体征

80%以上患者出现无痛性肉眼血尿或镜下血尿。早期患者如伴有尿路感染或肿瘤发生于三角区可出现尿频、尿急、尿痛等尿路刺激征否则属预后不良表现。晚期患者可出现下腹肿块，尿潴留，肾功能不全，贫血，恶液质等症状，如发生远处转移或邻近器官侵犯而出现相应症状体征。

二、诊断

1. 常规项目

尿常规，尿细胞学，膀胱镜，B超，IVP，CT，血常规，血生化，凝血功能。

（1）细胞学　阳性率不高，对分化差的肿瘤较敏感，假阳性率1%～12%，对分化好的肿瘤有假阴性。可作为筛选手段。

（2）静脉尿路造影及逆行尿路造影　尿路上皮肿瘤可多器官发病（肾盂癌及输尿管癌50%以上是多器官发病，膀胱癌大多数局限在膀胱内），故检查应涉及整个泌尿道。上述两项检查可显示泌尿道肿瘤的充盈缺损，但应注意排除显像阴性的结石。

（3）B超　作为常规筛查手段，阳性率不高。

（4）CT　对于浸润性膀胱癌，可显示膀胱壁浸润深度及增厚变形，局部淋巴结转移，对膀胱癌诊断分期极为重要，但对于辨别浸润性病变的特异性有限。

（5）膀胱镜　结合钳取活检，是诊断的基础，凡怀疑是膀胱癌的患者均应施行。可直接观察肿瘤的大小、数量、部位、形态等特征，结合活检阳性率较高。

2. **选择项目**

经直肠或阴道下腹部双合诊，逆行尿路造影，MRI，流式细胞术，光敏技术，胸片或 CT，核素骨扫描。

（1）流式细胞术　测单个细胞的 DNA、DNA 异倍体细胞数量及增殖能力，可借此评估膀胱癌的生物学特性。

（2）经直肠或阴道下腹部双合诊　临床检查有无可触及的肿块，膀胱壁是否规则，肿块与周围组织的关系。对于临床诊断有所帮助。

（3）MRI　作用类似于 CT，对于显示肿瘤向肌层浸润的范围及深度可能优于 CT。同样存在分辨浸润病变性质不理想的问题。

（4）光敏技术　血卟啉衍生物光敏诊断，利于早期膀胱癌诊断，可提高诊断阳性率，特别是膀胱镜难以确定的肿瘤和原位癌。但操作复杂而不方便。

（5）胸部 X 线片或 CT，核素骨扫描　主要用于远处转移的诊断。

3. **病理类型**

90% 以上是移行上皮细胞癌，其余 3% ~8% 鳞状上皮癌，2% 腺癌以及未分化癌。70% 以上是浅表性癌，20% ~30% 是浸润性癌，但有相当部分浅表性膀胱癌可反复复发或转化成浸润性膀胱癌。病理分级 $G_{0~4}$。

4. **分期**（表 3 – 23，24）

表 3 – 23　膀胱癌 TNM 标准

肿　瘤　分　期		描述
原发肿瘤（T）	Tx	原发肿瘤未能发现
	T_0	无原发灶证据

续表

肿 瘤 分 期		描述
	T_a	非浸润性乳头状癌
	T_1	肿瘤侵犯黏膜下结缔组织
	T_2	肿瘤侵犯肌层
	T_{2a}	浅肌层受侵犯（侵犯深度 <1/2 肌层厚度）
	T_{2b}	深肌层受侵犯（侵犯深度 >1/2 肌层深度）
	T_3	肿瘤侵犯膀胱周围组织
	T_{3a}	微小病灶，镜下可见
	T_{3b}	肉眼可见肿瘤侵犯
	T_4	肿瘤侵犯任何下列器官：前列腺，子宫，阴道，盆壁，腹膜
	T_{4a}	肿瘤侵犯前列腺或子宫、阴道
	T_{4b}	肿瘤侵犯腹膜或盆壁
区域淋巴结（N）	Nx	未能发现淋巴结转移
	N_0	无淋巴结转移
	N_1	单个淋巴结转移，最大径 < =2cm
	N_2	单个淋巴结转移，最大径 >2cm，但 < 5cm，或多个淋巴结转移最大合径 <5cm
	N_3	淋巴结转移最大径 >5cm
远处转移（M）	M_0	无远处转移
	M_1	有远处转移

表 3 - 24　膀胱癌综合分期

分期	描述
O_a	$T_a N_0 M_0$
Ois	$Tis N_0 M_0$
I	$T_1 N_0 M_0$
II	$T_{2\sim2b} N_0 M_0$
III	$T_{3a\sim3b} N_0 M_0$，$T_{4a} N_0 M_0$
IV	$T_{4b} N_0 M_0$，$T_{0\sim4} N_{1\sim3} M_0$，$T_{0\sim4} N_{0\sim3} M_1$

三、鉴别诊断

需与肾、膀胱结核，膀胱炎，前列腺增生，前列腺癌，肾炎，宫颈癌等相鉴别。

1. 肾结核、膀胱结核

继发于全身结核，多见于中青年，常表现为终末血尿，长期进行性加重的尿路刺激征，伴全身中毒症状如潮热、消瘦、盗汗、血沉增快等。目前发病已较少，通过尿沉渣找抗酸杆菌、尿培养、PPD 皮试等可做鉴别。

2. 尿石症

好发于中青年，临床表现血尿一般较轻，常伴有病侧疼痛，少见膀胱刺激征。膀胱结石可有尿线中断、排尿终末疼痛加重、血尿滴沥等表现。BUS、IVP、膀胱镜等有助于鉴别。

3. 膀胱炎

多见于已婚女性，血尿突然发生，伴明显膀胱刺激征，血尿呈终末加重，且多数在膀胱刺激征以后出现。经消炎治疗后症状迅速消失。

4. 前列腺增生

见于老年男性，表现为排尿梗阻，易出现血尿（尤其是合并膀胱结石者），有时可与癌症同时存在。BUS、前列腺指检、CT 等可做鉴别。

5. 前列腺癌

见于老年男性，晚期肿瘤侵入膀胱可引起梗阻及血尿症状。直肠指检、BUS、血前列腺特异性抗原等利于鉴别。

6. 子宫颈癌

肿瘤侵入膀胱者并不少见，多数先有阴道流血症状，膀胱镜检查似膀胱浸润癌。阴道检查即可鉴别。

五、治疗原则

根据浅表性及浸润性两种不同方案治疗各异。

1. 浅表性膀胱癌

（1）经尿道膀胱癌切除术（TUR），此外还有电灼、激光等切除术。适用于肿瘤分级低（G_1，G_2），侵犯不超过浅肌层（Tis，T_a，T_1）。5年生存率80%～90%。

（2）膀胱灌注治疗目的在于预防术后患者复发，清除残余肿瘤或原位癌。适用于明确病变但不能切除，不能接受手术，肿瘤高分级，多次复发，多发病变，肿瘤不能完全切除，原位癌。主要使用化疗药物，免疫制剂。

2. 浸润性膀胱癌

主要手段是膀胱全切加区域淋巴结清扫术，并行尿道改道或膀胱重建。适用于高分级肿瘤，侵犯肌层、淋巴管以及原发肿瘤附近和远处存在原位癌。

部分膀胱切除术适用于原发肿瘤为单发，肿瘤距膀胱2cm以上且邻近黏膜不存在不典型增生，或经尿道不易切除和憩室内肿瘤。

3. 复发和转移癌的治疗

（1）争取再次手术。

（2）转移至肺、肝的孤立、小的局限病灶可考虑手术切除。

（3）无法手术切除的晚期患者选用化疗、姑息放疗、灌注等治疗。

4. 放射治疗

目前认为放疗疗效不理想。术前放疗实际价值不大。主要用于晚期骨转移及肿瘤浸润造成的剧烈疼痛，或发生在持重的脊柱或股骨的转移。

5. 化疗

单药治疗有效的药物包括 DDP，MTX，ADR，VLB，

CTX，5 – FU 等，其中 DDP、MTX 疗效较好。新药 IFO、Paclitaxel 也表现出较好的单药抗瘤活性。大量临床资料表明联合化疗疗效优于单药。

6. 随访

术后 4 个月、8 个月查尿细胞学，膀胱镜检查在 4 个月、12 个月时进行，如均正常，则以后每 6 个月查尿细胞学，每年查 1 次膀胱镜。

（喻召才）

第十七节 睾丸癌

一、主要症状和体征

1. 各种睾丸肿瘤常好发在特定的年龄段内。

卵黄囊肿瘤（yolksac tumor）婴幼儿，＞3 岁；绒癌（choriocarcinoma）青少年，15～30 岁；胚胎癌（embryonal carcinoma）青年，20～35 岁；精原细胞瘤（seminoma）青壮年，30～50 岁；精母细胞精原细胞瘤（spermatocytic seminoma）老年人，＞50 岁。

2. 睾丸肿物

可偶然发现，局部隐痛和沉重感，隐睾肿物在下腹或腹股沟处出现。睾丸疼痛不常见，但有 10% 可有类似附睾炎或睾丸炎症状。

3. 转移症状

有 10% 的患者以转移病状为主，如锁骨上肿大淋巴结、肺部转移有咳嗽和呼吸困难、十二指肠后转移引起食欲不振、恶心呕吐及消化道出血。侵犯腰肌和神经根引起腰背痛，中枢或周围神经受累病状。髂静脉梗阻导致下肢水肿。

4. 体检应全面

锁骨上、胸、腹有无异常，乳腺是否增大。睾丸肿大常不变型，沉重、附睾可以分辨。胚胎癌常为睾丸内小肿物，但已有转移。睾丸肿瘤侵犯附睾和精索是晚期疾病表现。

5. 其他

男性乳房发育占5%。

二、诊断

1. 血清标记物

血清 β – HCG 和 AFP 在 80% ~ 85% 的广泛期生殖细胞肿瘤为阳性，精原细胞瘤患者 5% ~ 10% β – HCG 阳性，但 AFP 正常，如果 AFP 也升高则为非精原细胞性生殖细胞肿瘤。绒癌 β – HCG 阳性、卵黄囊肿瘤 AFP100%。

2. 等位染色体 12p

做为一标记物可在 >80% 的生殖细胞肿瘤中找到，但到日前为止，这一标致能否可做为生殖细胞肿瘤常规手段仍不清楚，但对于诊断不清的生殖细胞肿瘤可能会有所帮助。

3. B 超

可发现睾丸内肿瘤及转移病灶，几乎可 100% 地发现鉴别睾丸和睾丸外肿瘤，并能探测到体检不能触及到的病灶。

4. CT 及 MRI

主要用于检查腹膜后转移淋巴结。胸部 X 线可发现肺内转移病灶。

5. 临床分期（表 3 – 25）

表 3 –25　睾丸癌综合分期

分期	描述
Ⅰ	肿瘤局限在睾丸内
Ⅱ_a	腹膜后有淋巴结转移 ≤10cm

续表

分期	描述
Ⅱ$_b$	腹膜后有淋巴结转移 >10cm
Ⅲ	远处转移

三、鉴别诊断

睾丸肿瘤应与附睾炎、附睾和睾丸结核、睾丸扭转、睾丸梅毒等良性疾病进行鉴别。

四、治疗原则

睾丸肿瘤的治疗取决于肿瘤组织学性质和病理分期。治疗包括根治性经腹股沟睾丸根治术、腹膜后淋巴结清扫术（RPLND）配合化疗和放射治疗。

1. Ⅰ、Ⅱ$_a$ 期精原细胞瘤的治疗

（1）根治性睾丸切除 + 腹膜后照射 25 ~ 30Gy，95% 精原细胞瘤可以因此而治愈。

（2）腹膜后转移淋巴结 <10cm 者，应用腹膜后照射。5 年生存率为 87%。化疗仅限于上述治疗无效的情形。

2. Ⅱ$_b$ 和Ⅲ期精原细胞瘤的治疗

Ⅱ$_b$ 和Ⅲ期病例以及伴有 AFP 升高（可能非精原细胞成份），睾丸切除应先用化疗，常用方案为 BEP。

3. Ⅰ期非精原细胞瘤治疗

（1）局限在睾丸的非精原细胞瘤标准的治疗为根治性睾丸切除 + RPLND。但 75% 的患者可能因单做睾丸切除即可治愈，而 RPLND 可能损伤交感神经从而影响生育。

（2）现认为肿瘤在白膜内，瘤细胞未侵入血管内，肿瘤标记物正常，胸片和腹部 CT 未发现转移者可做随访。

（3）一般复发在 8 ~ 10 个月内，可以用手术或化疗治愈。

（4）RPLND 改良手术法自肠系膜下动脉以下清除淋巴

结，保留对侧交感神经，可使 90% 患者术后有射精功能。

4. Ⅱ、Ⅱ期非精原细胞瘤的治疗

（1）根治性睾丸切除 + BEP 化疗，也可先行化疗待取得 CR 或肿物明显缩小之后再行手术切除治疗。

（2）如肿瘤标记物正常，腹膜后仍有肿物，则 20% 有残余肿物、40% 畸胎瘤、40% 纤维化。畸胎癌对化疗不敏感，预后差。

（3）如化疗后肿瘤标记物不正常，化疗应改用挽救治疗方案。

（4）绒癌主要以血行转移为主，首选化疗。

（5）卵黄囊肿瘤 3 岁以内对手术、化疗及放射治疗耐受性差，可只做根治性睾丸切除，不做 RPLND，必要时加用化学治疗。

（6）20% ~30% 的广泛期生殖细胞肿瘤经化疗后不能取得 CR 或治疗后复发。这部分患者应进行挽救性化疗，但首先应想到分型上有错误。其原因可能是标记物或影像学混遥或其他一些少见原因。

（喻召才）

第十八节　前列腺癌

一、诊断

1. 症状

早期前列腺癌通常没有症状，但肿瘤侵犯或阻塞尿道、膀胱颈时，则会发生类似下尿路梗阻或刺激症状，严重者可能出现急性尿潴留、血尿、尿失禁。骨转移时会引起骨骼疼痛、病理性骨折、贫血、脊髓压迫导致下肢瘫痪等。

2. 检查

可疑前列腺癌通常由前列腺直肠指检或血清前列腺特异性抗原（PSA）检查或经直肠前列腺超声波（TRUS）检查后再确定是否需进行前列腺活检。直肠指检、PSA 检查和 TRUS 是目前公认的早期发现前列腺癌的最佳方法。

（1）直肠指检（digital rectal examination，DRE） 大多数前列腺癌起源于前列腺的外周带，DRE 对前列腺癌的早期诊断和分期都有重要价值。考虑到 DRE 可能影响 PSA 值，应在 PSA 抽血后进行 DRE。

（2）前列腺特异性抗原（prostate - specific antigen，PSA）检查 PSA 作为单一检测指标，与 DRE、TRUS 比较，具有更高的前列腺癌阳性诊断预测率，同时可以提高局限性前列腺癌的诊断率和增加前列腺癌根治性治疗的机会。

（3）经直肠超声检查（transrectal ultrasonography，TRUS） TRUS 可以帮助医生进行前列腺系统的穿刺活检。在 TRUS 引导下在前列腺以及周围组织结构寻找可疑病灶，并能初步判断肿瘤的体积大小。但 TRUS 在前列腺癌诊断特异性方面较低，发现一个前列腺低回声病灶要与正常前列腺、BPH、PIN、急性或慢性前列腺炎、前列腺梗死和前列腺萎缩等鉴别。

（4）前列腺穿刺活检 前列腺系统性穿刺活检是诊断前列腺癌最可靠的检查，应注意：①前列腺穿刺时机 因前列腺穿刺出血影响影像学临床分期，因此，前列腺穿刺活检需在 MRI 之后在 B 超引导下进行；②前列腺穿刺指征 包括直肠指检发现结节，PSA > 4ng/ml，B 超发现前列腺低回声结节或/和 MRI 发现异常信号；③前列腺穿刺针数 指检或超声发现结节，应在超声引导下直接穿刺活检，没有结节则行系统穿刺活检，研究结果表明，10 针以上的阳性率明显高于 10 针以下，并不明显增加并发症；④重复

穿刺 第一次前列腺穿刺阴性结果，在 PSA > 4ng/ml 且无法排除非癌因素引起、直肠指检和超声检查异常、穿刺结果为高级前列腺上皮内瘤情况下需重复穿刺；⑤重复穿刺的时机 2 次穿刺间隔时间尚有争议，目前多为 1~3 个月；⑥重复穿刺次数 对 2 次穿刺阴性结果，属重复穿刺条件者，推荐进行 2 次以上穿刺。

3. 前列腺癌的其他影像学检查

（1）计算机断层（CT）检查 前列腺癌患者进行 CT 检查的目的主要是协助进行临床分期。

（2）磁共振（MRI）扫描 MRI 检查可以显示前列腺包膜的完整性、是否侵犯前列腺周围组织及器官，MRI 还可以显示盆腔淋巴结受侵犯的情况及骨转移的病灶。在临床分期上有较重要的作用。

（3）前列腺癌的核素检查（ECT） 前列腺癌的最常见远处转移部位是骨骼。ECT 可比常规 X 线片提前 3~6 个月发现骨转移灶，敏感性较高但特异性较差。

一旦前列腺癌诊断成立，建议进行全身骨显像检查（特别是在 PSA > 20，GS 评分 > 7 等），有助于判断前列腺癌准确的临床分期。

4. 病理分级

在前列腺癌的病理分级方面，目前最常使用 Gleason 评分系统。

（1）Gleason 1 癌肿极为罕见。其边界很清楚，膨胀型生长，几乎不侵犯基质，癌腺泡很简单，多为圆形，中度大小，紧密排列在一起，其胞浆和良性上皮细胞胞浆极为相近。

（2）Gleason 2 癌肿很少见，多发生在前列腺移行区，癌肿边界不很清楚，癌腺泡被基质分开，呈简单圆形，大小可不同，可不规则，疏松排列在一起。

（3）Gleason 3 癌肿最常见，多发生在前列腺外周区，最重要的特征是侵润性生长，癌腺泡大小不一，形状各异，核仁大而红，胞浆多呈碱性染色。

（4）Gleason 4　癌肿分化差，浸润性生长，癌腺泡不规则融合在一起，形成微小乳头状或筛状，核仁大而红，胞浆可为碱性或灰色反应。

（5）Gleason 5　癌肿分化极差，边界可为规则圆形或不规则状，伴有浸润性生长，生长型式为片状单一细胞型或者是粉刺状癌型，伴有坏死，癌细胞核大，核仁大而红，胞浆染色可有变化

5. 分期

前列腺癌分期的目的是指导选择治疗方法和评价预后。通过 DRE、PSA、穿刺活检阳性针数和部位、骨扫描、CT、MRI 以及淋巴结切除来明确分期。介绍 2002 年 AJCC 的 TNM 分期系统（表 3 - 26）。

表 3 - 26　前列腺癌 TNM 分期（AJCC，2002 年）

肿　瘤　分　期		描　述
原发肿瘤（T）	Tx	原发肿瘤不能评价
	T_0	无原发肿瘤证据
	T_1	不能被扪及和影像发现的临床隐匿肿瘤
	T_{1a}	偶发肿瘤体积 < 所切除组织体积的 5%
	T_{1b}	偶发肿瘤体积 > 所切除组织体积的 5%
	T_{1c}	穿刺活检发现的肿瘤（如由于 PSA 升高）
	T_2	局限于前列腺内的肿瘤
	T_{2a}	肿瘤限于单叶的 1/2（≤1/2）
	T_{2b}	肿瘤超过单叶的 1/2 但限于该单叶(1/2 - 1)
	T_{2c}	肿瘤侵犯两叶
	T_3	肿瘤突破前列腺包膜[1]
	T_{3a}	肿瘤侵犯包膜（单侧或双侧）
	T_{3b}	肿瘤侵犯精囊

续表

肿 瘤 分 期		描述
	T_4	肿瘤固定或侵犯除精囊外的其它临近组织结构，如膀胱颈、尿道外括约肌、直肠、肛提肌和/或盆壁
	pT_2^2	局限于前列腺
	pT_{2a}	肿瘤限于单叶的 1/2
	pT_{2b}	肿瘤超过单叶的 1/2 但限于该单叶
	pT_{2c}	肿瘤侵犯两叶
	pT_3	突破前列腺
	pT_{3a}	突破前列腺
	pT_{3b}	侵犯精囊
	pT_4	侵犯膀胱和直肠
区域淋巴结（N）[3]	Nx	区域淋巴结不能评价
	N_0	无区域淋巴结转移
	N_1	区域淋巴结转移
	pNx	无区域淋巴结取材标本
	pN_0	无区域淋巴结转移
	pN_1	区域淋巴结转移
远处转移（M）[4]	Mx	
	M_0	
	M_1	
	M_{1a}	有区域淋巴结以外的淋巴结转移
	M_{1b}	骨转移
	M_{1c}	其他器官组织转移

注：1. 侵犯前列腺尖部或前列腺包膜但未突破包膜的定为 T_3，非 T_2；2. 穿刺活检发现的单叶或两叶肿瘤、但临床无法扪及或影像不能发现的定为 T_{1c}；3. 不超过 0.2cm 的转移定为 pN_{1mi}；4. 当转移多于一处，为最晚的分期

6. 前列腺癌危险因素分析

根据血清 PSA、Gleason 评分和临床分期将前列腺癌分为低、中、高危三类，以便指导治疗和判断预后（表 3 - 27）。

表 3 - 27　前列腺癌预后分级

项目	低危	中危	高危
PSA（ng/ml）	4 ~ 10	10.1 ~ 20	> 20
Gleason 评分	≤ 6	7	> 8
临床分期	≤ T_{2a}	T_{2b}	≥ T_{2c}

二、前列腺癌的治疗

1. 等待观察治疗

等待观察指主动监测前列腺癌的进程，在出现肿瘤进展或临床症状明显时给予其他治疗。

（1）等待观察治疗的适应证　适合于低危前列腺癌和预期寿命短的患者。晚期前列腺癌患者选择等待观察仅限于治疗伴随的危险和并发症大于延长生命和改善生活质量的情况。

（2）等待观察治疗的禁忌证　预期寿命较长的高危肿瘤患者；在等待观察时有进展或转移的证据。

2. 前列腺癌根治性手术治疗

根治性前列腺切除术（简称根治术）是治疗局限性前列腺癌最有效的方法，有三种主要术式，即传统的经会阴、经耻骨后及近年发展的腹腔镜前列腺癌根治术。

（1）适应证　根治性前列腺切除术应该用于可能治愈的前列腺癌。手术适应证不仅要考虑肿瘤的临床分期，也要考虑患者的预期寿命，还要考虑患者的健康状况。

临床分期主要适应于局限前列腺癌，临床分期 T_1 ~ T_{2c} 的患者。对于临床 cT_3 的前列腺癌尚有争议，有主张新辅助治疗后行根治术，可降低切缘阳性率。

局限性前列腺癌患者应以根除肿瘤为目标，预期寿命≥10 年者则可选择根治术。

前列腺癌患者多为高龄男性，手术并发症的发生率与身体状况不佳密切相关。因此，只有身体状况良好，没有严重的心肺疾病，才适合进行根治性前列腺切除术。

PSA 或 Gleason 评分高危者，即 PSA > 20 或 Gleason 评分 > 8 的局限前列腺癌患者，符合上述分期和预期寿命条件的，根治术后可给予辅助治疗。

（2）手术禁忌证　患有显著增加手术危险性的疾病，如严重的心血管疾病、肺功能不良等；患有严重出血倾向或血液凝固性疾病；已有淋巴结转移或骨转移；预期寿命不足 10 年。

（3）手术方法和标准　国内推荐耻骨后根治性前列腺切除术和腹腔镜前列腺癌根治术。

耻骨后根治性前列腺切除术术野开阔，操作简便易行，可经同一入路完成盆腔淋巴结切除，达到根治的目的。分为：①改良式盆腔淋巴结切除术；②根治性前列腺切除术。

保留神经的禁忌证：术中发现肿瘤可能侵及神经血管束。

腹腔镜根治性前列腺切除术其疗效与开放手术类似，优点是损伤小、术野及解剖结构清晰，术中和术后并发症明显减少，缺点是技术操作比较复杂。腹腔镜手术切除步骤和范围同开放手术。

（4）手术时机　经直肠穿刺活检者应等待 6~8 周、经尿道前列腺切除术者应等待 12 周再行手术，以免因炎症反应造成直肠及周围组织损伤，同时保留神经手术亦较容易。

（5）手术并发症　目前围手术期死亡率为 0~2.1%，主要并发症有术中严重出血、直肠损伤、术后阴茎勃起功能障碍、轻度尿失禁、重度尿失禁、膀胱尿道吻合口狭窄、尿道狭窄、深部静脉血栓、淋巴囊肿、尿瘘、肺栓塞。腹腔镜前列腺癌根治术还可出现沿切口种植转移、转行开腹手术、气体栓塞、高碳酸血症、继发出血和穿刺处切口疝等并发症。

3. 前列腺癌外放射治疗（EBRT）

（1）前列腺癌常规外放射治疗 前列腺癌患者的放射治疗具有疗效好、适应证广、并发症少等优点，适用于各期患者。

界定照射范围时先确定肿瘤体积、靶体积和治疗体积。具体方法是通过患者固定系统，应用 MRI 或 CT 影像来确定目标及周边正常器官范围，并用计算机辅助治疗计划系统计算出中央面肿瘤及周边正常组织的剂量分布。

前列腺癌局部照射剂量分别为 < 55Gy、55 ~ 60Gy、60 ~ 65Gy、60 ~ 70Gy 及 > 70Gy，其复发率依次为 48%、36%、21%、11% 和 10%。随着照射剂量的递增，局部复发率明显降低。

单独照射前列腺及其周围区域时用前、后及两侧野的四野盒式照射技术。常规分割照射每周 5 次，每次剂量为 1.8 ~ 2.0Gy，总量为 45Gy。超分割照射每天照射 2 次，每次剂量 1.15 ~ 1.3Gy。骨盆放疗结束后再缩小照射范围至前列腺区，总量达 65 ~ 80Gy。利用合金铅板保护直肠、肛门括约肌、小肠、膀胱、尿道。

（2）3D – CRT 及 IMRT 适形放疗（3D – CRT）的优点为最大限度地减少对周围正常组织及器官的照射，提高肿瘤局部的照射剂量及靶区的照射总量。提高肿瘤局部控制率，降低并发症。

界定照射范围时先确定等中心点，画出皮肤标记线，进行 CT 断层扫描，再将影像合成视觉三维立体解剖图像，经 CT 模拟机模拟，由医师进行 3D 放射剂量分析。

肿瘤照射剂量可由剂量 – 体积直方图（DVH）进行评估分析。若肿瘤很大，可先进行新辅助内分泌治疗，待肿瘤体积缩小再进行放疗。

（3）不同分期前列腺癌外放射治疗的疗效　包括以下三种。

局限性前列腺癌的放射治疗对于低危（$T_{1a} \sim T_{2a}$、Gleason 评分 ≤6 和 PSA <10ng/ml）前列腺癌的疗效与根治性前列腺切除术相似；中危（T_{2b} 或 Gleason 评分 =7 或 PSA 10~20ng/ml）患者提高照射剂量可提高无生化复发生存率；高危（T_{2c} 或 Gleason 评分 >7 分或 PSA >20ng/ml）患者提高照射剂量的同时应用辅助性内分泌治疗可提高疗效。

局部晚期前列腺癌（$T_{3 \sim 4} N_0 M_0$，$T_{1 \sim 4} N_1 M_0$，$pT_3 N_0 M_0$）的放疗常与内分泌治疗联合应用，多采用新辅助内分泌治疗或辅助内分泌治疗。

对前列腺癌骨转移的姑息性放疗可明显缓解疼痛症状和脊髓压迫。

（4）前列腺癌外放疗并发症及预防　泌尿系统副作用包括尿道狭窄、膀胱瘘、出血性膀胱炎、血尿、尿失禁等；胃肠副作用包括暂时性肠炎、直肠炎引起的腹泻、腹部绞痛、直肠不适和直肠出血、小肠梗阻等；其他副作用包括耻骨和软组织坏死，下肢、阴囊或阴茎水肿等。

4. 前列腺癌近距离治疗

（1）概述　近距离治疗（Brachytherapy）包括腔内照射、组织间照射等，是将放射源密封后直接放入被治疗的组织内或放入人体的天然腔内进行照射。前列腺癌近距离治疗包括短暂插植治疗和永久粒子种植治疗。

（2）适应证　推荐参考美国近距离治疗协会（American Brachytherapy Society，ABS）标准。

同时符合以下 3 个条件为单纯近距离治疗的适应证：①临床分期为 $T_1 \sim T_{2a}$ 期；②Gleason 分级为 2~6；③PSA <10ng/ml。

符合以下任一条件为近距离治疗联合外放疗的适应证：

①临床分期为 T_{2b}，T_{2c}；②Gleason 分级 8～10；③PSA > 20ng/ml；④周围神经受侵；⑤多点活检病理结果阳性；⑥双侧活检病理结果为阳性；⑦MRI 检查明确有前列腺包膜外侵犯。

多数学者建议先行外放疗再行近距离治疗以减少放疗并发症。

Gleason 分级为 7 或 PSA 为 10～20ng/ml 者则要根据具体情况决定是否联合外放疗。

近距离治疗（或联合外放疗）联合内分泌治疗的适应证：前列腺体积 > 60ml，可行新辅助内分泌治疗使前列腺缩小。

（3）禁忌证　绝对禁忌证：①预计生存期少于 5 年；②TURP 后缺损较大或预后不佳；③一般情况差；④有远处转移。

相对禁忌证：①腺体大于 60ml；②既往有 TURP 史；③中叶突出；④严重糖尿病；⑤多次盆腔放疗及手术史。

（4）技术和标准　对单纯近距离治疗的患者，^{125}I 的处方剂量为 144Gy，^{103}Pd 为 115～120Gy；联合外放疗者，外放疗的剂量为 40～50Gy，而 ^{125}I 和 ^{103}Pd 的照射剂量分别调整为 100～110Gy 和 80～90Gy。

行粒子种植治疗的所有患者在种植前均应制定治疗计划，根据三维治疗计划系统给出预期的剂量分布。通常先用经直肠超声（TRUS）确定前列腺体积，再根据 TRUS 所描绘的前列腺轮廓和横断面来制定治疗计划，包括种植针的位置、粒子的数量和活度。术中应再次利用 TRUS 作计划，根据剂量分布曲线图放置粒子，同时在粒子种植过程中也应利用经直肠实时超声来指导操作，随时调整因植入针的偏差而带来的剂量分布的改变。需要指出的是，前列腺靶区处方剂量所覆盖的范围应包括前列腺及其周边3～8mm的范围。因此前列腺靶区大约是实际前列腺体积的

1.75 倍。

（5）并发症　短期并发症有尿频、尿急及尿痛等尿路刺激症状，排尿困难和夜尿增多，大便次数增多及里急后重等直肠刺激症状、直肠炎（轻度便血、肠溃疡甚至于前列腺直肠瘘）等。

长期并发症以慢性尿潴留、尿道狭窄、尿失禁为常见。

5. 试验性前列腺癌局部治疗

（1）前列腺癌的冷冻治疗（CSAP）　与放疗相比较，其优点是无放射危险、直肠损伤率较低，但术后排尿功能障碍和阳萎的发生率较高。

CSAP 适应证包括不适合作外科手术或预期寿命 <10 年的局限性前列腺癌；血清 PSA <20ng/ml；Gleason 评分 <7；前列腺体积≤40ml，以保证有效的冷冻范围。如前列腺体积 >40ml，先行新辅助内分泌治疗使腺体缩小。

姑息性局部治疗及补救性局部治疗可用于已发生转移的前列腺癌的姑息性局部治疗，以控制局部肿瘤的发展、缓解由其引起的症状，以及前列腺癌放化疗、内分泌治疗后的补救性治疗手段。

CSAP 的常见并发症包括勃起功能障碍、组织脱落、尿失禁、盆腔痛、尿潴留、直肠瘘、膀胱出口梗阻等。

（2）前列腺癌的高能聚焦超声（HIFU）治疗　高能聚焦超声（high intensity focus ultrasound，HIFU）是利用压电晶体或声透镜等超声发生器，体外发射高能超声波，并在体内将超声波能量聚焦在选定的脏器组织区域内。

HIFU 的并发症包括尿潴留、尿失禁、勃起功能障碍等。

（3）组织内肿瘤射频消融　组织内肿瘤射频消融（RI-TA）是将针状电极直接刺入肿瘤部位，通过射频消融仪测控单元和计算机控制，将大功率射频能量通过消融电极传送到肿瘤组织内，利用肿瘤组织中的导电离子和极化分子按射频交变电流的方向作快速变化，使肿瘤组织本身产生摩擦热。当温度达到60℃以上时，肿瘤组织产生不可逆的凝固性坏死，以达到治疗目的。

6. 前列腺癌内分泌治疗

内分泌治疗的目的是降低体内雄激素浓度、抑制肾上腺来源雄激素的合成、抑制睾酮转化为双氢睾酮、或阻断雄激素与其受体的结合，以抑制或控制前列腺癌细胞的生长。

内分泌治疗的方法包括：①去势；②最大限度雄激素阻断；③间歇内分泌治疗；④根治性治疗前新辅助内分泌治疗；⑤辅助内分泌治疗。

（1）适应证　包括：①晚期前列腺癌，包括 N_1 和 M_1 期（去势、最大限度雄激素阻断、间歇内分泌治疗）；②局限性早期或晚期前列腺癌，但无法行根治性前列腺切除或放射治疗（去势、最大限度雄激素阻断、间歇内分泌治疗）；③根治性前列腺切除术或根治性放疗前的新辅助内分泌治疗（去势、最大限度雄激素阻断）；④配合放射治疗的辅助内分泌治疗（去势、最大限度雄激素阻断）；⑤治愈性治疗后局部复发，但无法再行局部治疗（去势、最大限度雄激素阻断、间歇内分泌治疗）；⑥治愈性治疗后远处转移（去势、最大限度雄激素阻断、间歇内分泌治疗）；⑦间断性内分泌治疗（去势、最大限度雄激素阻断）；⑧雄激素非依赖期的雄激素持续抑制（去势）。

（2）去势治疗（castration）　分为手术去势、药物去势和雌激素去势。

（3）最大限度雄激素阻断（maximal androgen blockade，MAB）　目的是应用手术或药物治疗，同时去除或阻断睾丸来源和肾上腺来源的雄激素。常用的方法为去势加抗雄激素药物。抗雄激素药物主要有两大类：一类是类固醇类药物，其代表为醋酸甲地孕酮；另一类是非类固醇药物，主要有比卡鲁胺（Bicalutamide）和氟他胺（Flutamide）。

（4）结果表明　合用非类固醇类抗雄激素药物的雄激素 MAB 方法，与单纯去势相比可延长总生存期 3～6 个月，平均 5 年生存率提高 2.9%，对于局限性前列腺癌，应用 MAB 疗法时间越长，PSA 复发率越低。而合用比卡鲁胺的 MAB 疗法，相对于单独去势可使死亡风险降低 20%，并可相应延长无进展生存期。

（5）根治术前新辅助内分泌治疗（neoadjuvant hormornal therapy, NHT）　前列腺癌患者，在根治性前列腺切除术前，进行一定时间的内分泌治疗，以减少肿瘤体积、降低临床分期、降低前列腺切缘肿瘤阳性率，进而延长生存率。采用 LHRH－A 和抗雄激素的最大限度雄激素阻断（MAB）疗法，也可单用 LHRH－A、抗雄激素药物、或雌二醇氮芥，但 MAB 方法疗效更为可靠。时间 3～9 个月。结果表明：新辅助治疗可能降低临床分期，可以降低前列腺切缘肿瘤的阳性率，减少局部复发率，长于 3 个月的治疗可以延长无 PSA 复发的存活期，而对总存活期的作用需更长时间的随访。新辅助治疗不能降低淋巴结和精囊的浸润。

（6）前列腺癌间歇内分泌治疗（intermittent hormonal therapy, IHT）　优点提高患者生活质量，可能延长雄激素依赖时间，可能有生存优势，并降低治疗成本。IHT 更适于局限性病灶及经过治疗局部复发者。

IHT 的治疗模式多采用最大限度雄激素阻断（MAB），也可用药物去势（LHRHa），如 Goserelin、Leuprolide 和 Buserelin，或甾体类醋酸环丙孕酮（CPA）。

IHT 每周期治疗的时间及停治疗的标准各家报道不一，多数停药标准为 PSA ≤ 0.2ng/ml 后，持续 3～6 月；也有主张也有建议当 PSA ≤ 4.0ng/ml 时即可停药，持续 3～6 月。

间歇治疗后重新开始治疗的标准报道不一，仍未能达成统一标准。不同文献报道如下：PSA > 4ng/ml 后；PSA 升至 10 ~ 20ng/ml 时；PSA > 20ng/ml 后；PSA；PSA 升至治疗前水平的 1/2；目前国内推荐当 PSA > 4ng/ml 后开始新一轮治疗。

IHT 的适应证为 T_3 ~ T_4 期患者；根治术后病理切缘阳性；根治术或局部放疗后复发。

IHT 治疗的意义及潜在风险：①治疗的意义　可能延长患者的生存期；②治疗潜在的风险　是否可加速雄激素依赖性向非激素依赖性的发展；在治疗的间歇期病灶是否会进展。

（7）前列腺癌的辅助内分泌治疗（adjuvant hormonal therapy，AHT）　目的是消灭切缘残余病灶，消灭残余淋巴结，消灭微小转移灶，提高长期存活率。

适应证：①根治术后病理切缘阳性；②术后病理淋巴结阳性（pN +）；③术后病理证实为 T_3 期（pT_3）或 ≤ T_2 期但伴高危因素（Gleason ≥ 7，PSA ≥ 10ng/ml）。

方式：①最大限度雄激素全阻断（MAB）；②手术去势；③药物去势；④抗雄激素（anti - androgens）去势，包括甾体类和非甾体类。

多数学者主张术后即刻开始 AHT。

总之，AHT 治疗主要针对切缘阳性，pT_3，pN + 及 ≤ pT_2 期伴高危因素的患者。

三、前列腺癌的随访

1. 前列腺癌治愈性治疗后的随访

（1）治愈性治疗后随访的指标：①血清前列腺特异性抗原（prostate specific antigen，PSA）水平的变化；②直肠指诊（DRE）；③经直肠超声和活检；④骨扫描与腹部 CT/MRI。

（2）随访方案如表 3 – 28。

表 3 – 28   前列腺癌放疗后随访指南

治疗后每 3 月进行 PSA、DRE 检测，2 年后每 6 月检测，5 年后每年进行检测；无特殊症状患者中，骨扫描和其他影像学检查不推荐使用。	→	如肛门指诊阳性，血清 PSA 持续升高，行骨盆 CT 和 MRI 以及骨扫描；存在骨痛，不论 PSA 水平如何，应行骨扫描。行后续的根治性切除手术者，应用经直肠超声和活检。

2. 前列腺癌内分泌治疗后的随访

（1）内分泌治疗后随访项目包括 PSA 检查；肌苷，血红蛋白，肝功的监测；骨扫描，超声和胸片。

（2）随访时机如表 3 – 29。

表 3 – 29   前列腺癌内分泌治疗随访指南

治疗后每 3 月时进行 PSA 检测，抗雄激素治疗应注意肝功能情况，治疗开始前 3 月应每月检查肝功能，以后每 3 – 6 月检查一次。病情稳定者不推荐行常规影像学检查。	→	血清 PSA 持续升高，或者出现骨痛，需要行骨扫描。疾病进展时随访间期应更短。

第十九节   卵巢癌

一、病史

1. 是否有症状

（1）有无自己扪及腹部肿块或腹股沟、腋下或锁骨上可触及肿大的淋巴结。

（2）有无肿瘤压迫症状如腹胀、腹痛、进食困难、饱腹感、尿路刺激症状、便秘、腰痛或下肢疼痛；有无下肢浮肿。

（3）妇科症状，有无月经异常或绝境后再度出血症状，有无阴道异常分泌物，有无下坠感等。

（4）其他。有无食欲减退、消瘦、严重贫血等非特异性症状。

2. 是否做过检查

（1）是否做过腹部 B 超、盆腔 CT 或 MR，其他部位影像学检查。

（2）是否做过妇科检查及阴式 B 超。

（3）是否做过标志物检查特别是 CA125、HCG、AFP 和 CA19 – 9 等

3. 是否做过治疗

（1）是否做过手术，术后方式，术后病理及分期，是否做过激素受体测定。

（2）是否接受过化疗，化疗药物及周期，化疗后疗效评估。末次化疗时间，末次化疗后有无监测。

（3）是否接受过放疗，放疗区域、剂量及频次，有无放疗并发症。放疗后疗效评估。

（4）有无内分泌治疗史，采用药物类型、用法和持续时间。内分泌治疗疗效评估。

4. 其他

（1）月经、孕产、哺乳史。有无其他肿瘤病史。

（2）有无肿瘤家族史，尤其是直系亲属有无乳腺癌及卵巢癌病史。

二、体检

1. 腹部查体

腹部是否膨隆，能否扪及肿块，肿块位置、大小、活动度、与周围组织关系、有无压痛或触及痛，腹壁静脉是否曲张，肝脾大小和质地，有无胸腔积液相关体征，肝肾区有无叩击痛。全腹有无压痛或反跳痛。

2. 妇科检查

妇科门诊检查。

3. 淋巴结区域

全身各处浅表淋巴结有无肿大，大小、活动度、与周围组织关系、有无压痛或触及痛，表面温度。特别是锁骨上和腹股沟淋巴结。

4. 其他

心肺查体有无异常。双下肢有无水肿。

三、评估

参见国际通行 PS 评分标准、疼痛 VAS 评分标准。根据身高、体重计算体表面积。

四、化验

1. 肿瘤标志物全套检查，特别注意 CA125、HCG、AFP 和 CA19 – 9 等。

2. 常规血常规、肝肾功能、电解质、血糖检查。

五、检查

1. 病理

主要依赖手术获得病理，病理检查包括病理常规、必要的免疫组化，如 ER、PR、Her – 2 等。

2. 分子标记检测

EGFR、K – ras、UGT1A1、ERCC1、BRCA1、TUBB3、RRM1 等。

3. 影像学检查

腹部和浅表淋巴结超声、胸部 CT、头颅 MRI、腹部增强 CT、盆腔 MR（必要时加 DWI）、骨扫描。必要时 PET/CT。

4. 其他检查

心电图、骨髓穿刺等。

六、诊断

1. 卵巢癌的初步诊断应结合病史、体征、影像学检查、实验室检查及病理学检查。

2. 复发性卵巢癌的诊断尚无一致标准，一般认为在行细胞减灭术或初次化疗后临床上出现：①CA125 升高；②体格检查发现病灶；③出现胸、腹腔积液；④发生不明原因肠梗阻；⑤影像学检查发现病灶。

以上各项中只要存在 1 项即可考虑为肿瘤复发，出现 2 项应高度怀疑肿瘤复发，诊断最好有病理学的支持。

七、疾病分期、危险因素评估（表 3 –30，31）

表 3 –30　WHO 组织学分级

分级	描　述
G_x	无法评估
G_1	高度分化
G_2	中度分化
G_3	低度分化或未分化

表 3 –31　卵巢癌 FIGO 和 TNM 分期

FIGO 分期	TNM	描　述
I	T_1	肿瘤局限于卵巢
I a	T_{1a}	肿瘤局限于一侧卵巢，包膜完整，表面无肿瘤
I b	T_{1b}	
I c	T_{1c}	肿瘤局限于双侧卵巢，包膜完整，表面无肿瘤
		肿瘤局限于一侧或双侧卵巢，包膜已破裂或膜一面有肿瘤或腹腔积液/腹腔冲洗液内有恶性细胞，术中肿瘤破裂

续表

FIGO 分期	TNM	描 述
II	T_2	肿瘤累及一侧或双侧卵巢，伴盆腔
II$_a$	T_{2a}	转移
II$_b$	T_{2b}	肿瘤累及子宫和/或输卵管
II$_c$	T_{2c}	肿瘤蔓延至其他盆腔器官
		肿瘤蔓延到盆腔，腹腔积液或腹腔
		冲洗液细胞学阳性
III	T_3 或 N_1	肿瘤累及一侧或双侧卵巢，伴有组
III$_a$	T_{3a}	织学证实的腹腔内转移或区域性淋
		巴结转移
III$_b$	T_{3b}	仅显微镜下的腹腔转移
III$_c$	T_{3c} 和或 N_1	腹腔转移灶，肉眼下直径 $\leqslant 2cm$
		腹腔转移灶直径 > 2cm，或区域性
		淋巴结转移
IV	M_1	远处转移

注：N_1 指有区域淋巴结转移；M_1 指远处转移（腹膜转移除外）

八、治疗原则

1. 局部治疗

（1）手术原则　手术适应证和手术原则由妇产科制定和执行。

（2）放疗原则　放疗区域、剂量由放疗科制定和执行。

（3）局部热疗　体温正常、无活动性出血、局部热疗区域无金属或禁忌物质时，可单独或联合化疗进行。

2. 全身治疗

（1）总原则　包括：①任何治疗开始之前应当与患者讨论治疗的目的，并签署知情同意书；②在治疗之前，要求患者具备足够的脏器功能和体力状态；③治疗期间需对患者进行密切观察，任何并发症均需处理，适时地进行血液生化检查，根据患者的毒性反应情况以及治疗目的，适当减少药物剂量并调整方案；④治疗完成之后，需要对患者进行化疗反应的评估以及长期并发症的监测。

（2）化疗原则　包括：①如果符合化疗条件，需向患者家属告知现有的不同选择即，经静脉化疗（IV），经腹腔（IP）和 IV 的联合化疗，或者临床试验，各种治疗方案的风险和受益；②对患者的体力状态、器官的功能状态，和已经存在的既往化疗所致的毒性反应总体评估；③告知患者化疗可能导致的骨髓抑制、肾毒性、腹痛、神经疾病、胃肠道毒性、脱发、代谢毒性以及肝脏毒性，既往化疗过的患者再次化疗毒性加剧；④化疗方案参考 NCCN，根据不同分期、既往治疗史以及患者综合因素个体化制定；⑤化疗期间对可能出现的副反应的预防，特别是铂类肾毒性防治，紫杉类过敏反应的防治；⑥每周期的化疗完成后，需密切监测患者的骨髓抑制、脱水、电解质丢失、器官毒性和所有其他毒性反应情况。

（3）内分泌治疗原则　内分泌治疗不作为首选，如化疗失败或患者不能够耐受化疗，激素受体阳性的时候，可考虑采用芳香化酶抑制剂、他莫昔芬等内分泌治疗药物。

（4）分子靶向药物应用原则　在无禁忌（如高血压、伤口未愈合、出血倾向、肠梗阻病史等）的前提下，可考虑联合贝伐单抗治疗。

（5）全身热疗原则　在无禁忌（如心脏疾病、脑血管疾病、未控制的脑转移、KPS 评分 70 分以下，难以控制的剧烈疼痛、体内有金属、发热、出血等）的前提下，可单独或联合化疗行全身热疗。

（6）热循环原则　在无禁忌（如心脏疾病、KPS 评分70 分以下，难以控制的剧烈疼痛、发热、出血、肠梗阻病史）的前提下，可给予腹腔热循环治疗。如果有恶性腹腔积液，可行胸腔热循环。

九、监测和随访

前 2 年内每 2~4 个月进行复查，接下来的 3 年内每 3~6 个月一次，5 年后改为每年一次。

1. 实验室检查包括全血细胞计数、生化检查。

2. 影像学检查包括腹部 B 超、胸腹部 CT、盆腔 MRI 或 PET－CT 检查。

3. 肿瘤标志物，CA125 或者其他肿瘤标志物在初始治疗前就有升高，每次随访中都推荐行相关肿瘤标记物检查。

4. 患者在初治期间出现疾病进展应接受二线治疗。

（陈　衍）

第二十节　生殖、滋养细胞肿瘤

一、病史

1. 是否有症状

（1）妇科症状，有无停经史，妊娠试验阳性。有无阴道出血症状，有无腹痛、特别是突发性剧烈腹痛等。

（2）有无自己扪及腹部包块，或腹股沟、腋下或锁骨上可触及肿大的淋巴结。

（3）有无恶心、呕吐、浮肿、蛋白尿及抽搐症状。有无痰中带血或咳血、剧烈头痛、偏瘫、血尿等症状。

（4）其他。有无食欲减退、消瘦、严重贫血等非特异性症状。

2. 是否做过检查

（1）是否做过腹部 B 超、盆腔 CT 或 MR，盆腔动脉造影，以及其他部位影像学检查。

（2）是否做过妇科检查、阴式 B 超、妊娠试验等。

（3）是否做过标志物检查特别是 CA125、HCG、AFP 和 CA19 - 9 等。

3. 是否做过治疗

（1）是否做过手术，术后方式，术后病理及分期，免疫组化。

（2）是否接受过化疗，化疗药物及周期，化疗后疗效评估。末次化疗时间，末次化疗后有无监测。

（3）是否接受过放疗，放疗区域、剂量及频次，有无放疗并发症。放疗后疗效评估。

4. 其他

（1）月经、孕产、哺乳史。有无其他肿瘤病史。

（2）有无肿瘤家族史，尤其是直系亲属有无妇科病史。

二、体检

1. 妇科检查

妇科门诊检查。

2. 腹部查体

腹部是否膨隆，能否扪及肿块，肿块位置、大小、活动度、与周围组织关系、有无压痛或触及痛，腹壁静脉是否曲张，肝脾大小和质地，有无胸腔积液相关体征，肝肾区有无叩击痛。全腹有无压痛或反跳痛。

3. 淋巴结区域

全身各处浅表淋巴结有无肿大，大小、活动度、与周围组织关系、有无压痛或触及痛，表面温度。特别是锁骨上和腹股沟淋巴结。

4. 其他

心肺查体有无异常。双下肢有无水肿。

三、评估

参见国际通行 PS 评分标准、疼痛 VAS 评分标准。根据身高、体重计算体表面积。

四、化验

1. 肿瘤标志物全套检查，特别注意 CA125、HCG、AFP 和 CA19 - 9 等。

2. 常规血常规、肝肾功能、电解质、血糖检查。

五、检查

1. 病理

主要依赖手术获得病理，病理包括病理常规和免疫组化。

2. 分子标记检测

UGT1A1、ERCC1、BRCA1、TUBB3、RRM1 等。

3. 影像学检查

妇科超声、胸部 CT、头颅 MRI、腹部增强 CT、盆腔 MR（必要时加 DWI）、骨扫描。必要时 PET/CT。

4. 其他检查

心电图、骨髓穿刺等

六、诊断

诊断应结合病史、体征、影像学检查、实验室检查及病理学检查。

七、疾病分期、危险因素评估（表 3 - 32, 33）

表 3 - 32　滋养细胞肿瘤 FIGO 分期

分期	定　　义
Ⅰ	病变局限于子宫
Ⅱ	病变超出子宫，但局限于生殖器官（宫旁、附件及阴道）
Ⅲ	病变转移至肺，伴或不伴有生殖道转移
Ⅳ	病变转移至脑、肝、肠、肾等其他器官

表 3–33　滋养细胞肿瘤 FIGO 预后评分标准

预后因素	0分	1分	2分	4分
年龄（岁）	<40	≥40		
末次妊娠	葡萄胎	流产	足月产	
妊娠终止至化疗开始的间隔（月）	<4	4~6	7~12	>12
hCG（U/L）	$<1 \times 10^3$	$1 \times 10^{3~4}$	$1 \times 10^{4~5}$	$>1 \times 10^5$
肿瘤最大径（cm）		3~4	≥5	
转移部位		脾肾	胃肠道	肝脑
转移瘤数目		1~4	5~8	>8
化疗			单药	多药

注：总分 0~6 分为低危，大于 6 分为高危

八、治疗原则

1. 局部治疗

（1）手术原则　手术适应证和手术原则由妇产科制定和执行。

（2）放疗原则　放疗区域、剂量由放疗科制定和执行。

（3）局部热疗　体温正常、无活动性出血、局部热疗区域无金属或禁忌物质时，可单独或联合化疗进行。

2. 全身治疗

（1）总原则　包括：①任何治疗开始之前应当与患者讨论治疗的目的，并签署知情同意书；②在治疗之前，要求患者具备足够的脏器功能和体力状态；③治疗期间需对患者进行密切观察，任何并发症均需处理，适时地进行血液生化检查。根据患者的毒性反应情况以及治疗目的，适当减少药物剂量并调整方案；④治疗完成之后，需要对患者进行化疗反应的评估以及长期并发症的监测。

（2）**化疗原则**　包括：①如果符合化疗条件，需向患者家属告知现有的各种治疗方案的风险和受益，鼓励患者加入临床试验；②对患者的体力状态、器官的功能状态，和已经存在的既往放化疗所致的毒性反应总体评估；③告知患者化疗可能导致的骨髓抑制、肾毒性、腹痛、神经疾病、胃肠道毒性、脱发、代谢毒性以及肝脏毒性，既往放化疗过的患者再次化疗毒性加剧；④化疗方案参考 NCCN，根据不同分期、既往治疗史以及患者综合因素个体化制定；⑤化疗期间对可能出现的副反应的预防；⑥每周期的化疗完成后，需密切监测患者的骨髓抑制、脱水、电解质丢失、器官毒性和所有其他毒性反应情况。

（3）**全身热疗原则**　在无禁忌（如心脏疾病、脑血管疾病、未控制的脑转移、KPS 评分 70 分以下，难以控制的剧烈疼痛、体内有金属、发热、出血等）的前提下，可单独或联合化疗行全身热疗。

（4）**热循环原则**　在无禁忌（如心脏疾病、KPS 评分 70 分以下，难以控制的剧烈疼痛、发热、出血、肠梗阻病史）的前提下，可给予腹腔热循环治疗。如果有恶性腹腔积液，可行胸腔热循环。

九、监测和随访

良性葡萄胎清宫术后的患者，术后应连续监测 hCG，因为较大的子宫和较高的 hCG 是葡萄胎恶变的高危因素。应在术后 1 周行妇科检查，此后每 4 周行妇科检查，每周测定 HCG，直至血清 HCG 连续 3 次降至正常水平，并且未出现高峰值，在放弃对患者严密监测前，HCG 应每月监测 1 次，至少持续 1 年（PHM 可持续 6~12 个月）。此外还应注意避孕：1~2 年内不宜妊娠，采用安全套，阴道隔膜避孕，上宫内节育器可混有宫内出血的原因，口服避孕药有促进滋养细胞生长的作用。

恶性滋养细胞肿瘤患者，化疗后应每周测定 HCG，直至连续三次正常为止；此后每月一次，连续监测 12 个月；后改为每两个月一次，连续监测 12 个月。此后每 6 个月一次，终身监测。还应每个月行盆腔和胸部 X 线片检查，每月一次，直至病情缓解，此后每隔 3 个月重复，持续 1 年，此后每 6 个月一次，终身监测。患者在初治期间出现疾病进展应接受二线治疗。

（陈　衍）

第二十一节　子宫内膜癌

一、病史

1. 是否有症状

（1）妇科症状，有无月经异常或绝境后再度出血症状，有无阴道异常分泌物，有无下坠感等。

（2）有无自己扪及腹部肿块或腹股沟、腋下或锁骨上可触及肿大的淋巴结。有无肿瘤压迫症状如腹胀、腹痛、进食困难、饱腹感、尿路刺激症状、便秘、腰痛或下肢疼痛；有无下肢浮肿。

（3）其他。有无食欲减退、消瘦、严重贫血等非特异性症状。

2. 是否做过检查

（1）是否做过妇科检查及阴式 B 超。

（2）是否做过腹部 B 超、盆腔 CT 或 MR，以及其他部位影像学检查。

（3）是否做过宫腔镜检查及病理活检。

（4）是否做过标志物检查特别是 CA125、CEA 及 CA19 - 9 等。

3. 是否做过治疗

（1）是否做过手术，术后方式，术后病理及分期，术后病理是否做过激素受体检测。

（2）是否接受化疗，化疗药物及周期，化疗后疗效评估。末次化疗时间，末次化疗后有无监测。

（3）是否放疗，放疗区域、剂量及频次，有无放疗并发症。放疗后疗效评估。

（4）有无内分泌治疗史，采用药物类型、用法和持续时间。内分泌治疗疗效评估。

4. 其他

（1）月经、孕产、哺乳史。有无其他肿瘤病史。

（2）有无肿瘤家族史，尤其是直系亲属有妇科肿瘤病史。

二、体检

1. 妇科检查

妇科门诊检查。

2. 腹部查体

腹部是否膨隆，能否扪及肿块，肿块位置、大小、活动度、与周围组织关系、有无压痛或触及痛，腹壁静脉是否曲张，肝脾大小和质地，有无胸腔积液相关体征，肝肾区有无叩击痛。全腹有无压痛或反跳痛。

3. 淋巴结区域

全身各处浅表淋巴结有无肿大，大小、活动度、与周围组织关系、有无压痛或触及痛，表面温度。特别是锁骨上和腹股沟淋巴结。

4. 其他

心肺查体有无异常。双下肢有无水肿。

三、评估

参见国际通行 PS 评分标准、疼痛 VAS 评分标准。根据身高、体重计算体表面积。

四、化验

1. 肿瘤标志物全套检查。
2. 常规血常规、肝肾功能、电解质、血糖检查。

五、检查

1. 病理

宫腔镜活检或手术获得病理。病理检查包括病理常规和免疫组化。

2. 分子标记检测

UGT1A1、ERCC1、BRCA1、TUBB3、RRM1 等。

3. 影像学检查

腹部和浅表淋巴结超声、胸部 CT、头颅 MRI、腹部增强 CT、盆腔 MR（必要时加 DWI）、骨扫描。必要时 PET/CT。对于临床考虑可疑膀胱或直肠侵犯的患者，应该为其预约麻醉下膀胱镜检查和直肠镜检查（即对于 IB2 或更高期别的患者）。

4. 其他检查

心电图、骨髓穿刺等。

六、诊断

诊断应结合病史、体征、影像学检查、实验室检查及病理学检查。

七、疾病分期、危险因素评估（表 3 – 34）

表 3 – 34　子宫内膜癌 FIGO 分期

FIGO	描　述
0	原位癌（浸润前期癌）
I	肿瘤局限于子宫体
I $_a$	肿瘤浸润深度 <1/2 肌层
I $_b$	肿瘤浸润深度 ≥1/2 肌层
II	肿瘤侵犯宫颈间质，但无宫体外蔓延
III	局部和（或）区域的扩散
III $_a$	肿瘤侵犯浆膜层和（或）附件
III $_b$	阴道和（或）宫旁受累
III $_c$	盆腔和（或）腹主动脉旁淋巴结转移
IV	肿瘤侵犯膀胱和（或）直肠黏膜，和（或）远处转移
IV $_a$	肿瘤侵犯膀胱和（或）直肠黏膜
IV $_b$	远处转移，包括腹腔内淋巴结转移和（或）腹股沟淋巴结转移

注：有宫颈内膜腺体受累是 I 期，而不再认为是 II 期。腹腔积液细胞学阳性和腹腔或淋巴结的转移不相关。目前还没有足够的证据说明腹腔积液细胞学阳性与复发风险和治疗效果有何关系

八、治疗原则

1. 局部治疗

（1）手术原则　手术适应证和手术原则由妇产科制定和执行。

（2）放疗原则　放疗区域、剂量由放疗科制定和执行。

（3）局部热疗　体温正常、无活动性出血、局部热疗区域无金属或禁忌物质时，可单独或联合化疗进行。

2. 全身治疗

（1）总原则　包括：①任何治疗开始之前应当与患者

讨论治疗的目的，并签署知情同意书；②在治疗之前，要求患者具备足够的脏器功能和体力状态；③治疗期间需对患者进行密切观察，任何并发症均需处理。适时地进行血液生化检查。根据患者的毒性反应情况以及治疗目的，适当减少药物剂量并调整方案；④治疗完成之后，需要对患者进行化疗反应的评估以及长期并发症的监测。

（2）化疗原则　包括：①如果符合化疗条件，需向患者家属告知不同化疗方案或者参加临床试验，各种治疗方案的风险和受益；②对患者的体力状态、器官的功能状态，和已经存在的既往化疗所致的毒性反应总体评估；③告知患者化疗可能导致的骨髓抑制、肾毒性、腹痛、神经疾病、胃肠道毒性、脱发、代谢毒性以及肝脏毒性，既往化疗过的患者再次化疗毒性加剧；④化疗方案参考 NCCN，根据不同分期、既往治疗史以及患者综合因素个体化制定；⑤化疗期间对可能出现的副反应的预防，特别是铂类肾毒性防治，紫杉类过敏反应以及蒽环类心脏毒性的防治；⑥每周期的化疗完成后，需密切监测患者的骨髓抑制、脱水、电解质丢失、器官毒性和所有其他毒性反应情况。

（3）内分泌治疗原则　主要为大剂量孕激素治疗，用于晚期、复发子宫内膜癌患者，以及要求保留生育能力的早期子宫内膜癌患者。至今子宫内膜癌的内分泌治疗尚无统一规范的治疗方案。内分泌治疗禁用或慎用于：①肝、肾功能不全者；②严重心功能不全者；③有血栓病史者；④糖尿病患者；⑤精神抑郁者；⑥对孕激素类药物过敏者。内分泌治疗方案参见 NCCN 指南。

（4）全身热疗原则　在无禁忌（如心脏疾病、脑血管疾病、未控制的脑转移、KPS 评分 70 分以下，难以控制的剧烈疼痛、体内有金属、发热、出血等）的前提下，可单独或联合化疗行全身热疗。

（5）热循环原则　在无禁忌（如心脏疾病、KPS 评分

70 分以下，难以控制的剧烈疼痛、发热、出血、肠梗阻病史）的前提下，可给予腹腔热循环治疗。如果有恶性腹腔积液，可行胸腔热循环。

九、监测和随访

第 1 年每 3 个月 1 次，第 2 年每 4 个月 1 次，其余 3 年每 6 个月 1 次，然后每年 1 次。

1. 定期询问病史和体格检查，以及阴道细胞学图片检查。

2. 实验室检查包括全血细胞计数、生化检查、肿瘤标志物检查。

3. 对病变持续存在和复发的患者，需要通过影像学检查，如胸部腹部 CT、盆腔 MR（必要时加 DWI）来评价。

4. 患者出现疾病进展应接受二线治疗。

（陈　衍）

第二十二节　宫颈癌

一、病史

1. 是否有症状

（1）妇科症状包括有无接触性出血，月经异常或绝境后再度出血症状，有无阴道异常分泌物，有无下坠感等。

（2）有无自己扪及腹部肿块或腹股沟、腋下或锁骨上可触及肿大的淋巴结。有无肿瘤压迫症状如腹胀、腹痛、进食困难、饱腹感、尿路刺激症状、便秘、腰痛或下肢疼痛；有无下肢浮肿。

（3）其他。有无食欲减退、消瘦、严重贫血等非特异性症状。

2. 是否做过检查

（1）是否做过妇科检查。

（2）是否做过腹部 B 超、盆腔 CT 或 MR，其他部位影像学检查。

（3）是否做过标志物检查特别是 CA125、CEA 及 CA19－9 等。

3. 是否做过治疗

（1）是否做过手术，术后方式，术后病理及分期。

（2）是否接受化疗，化疗药物及周期，化疗后疗效评估。末次化疗时间，末次化疗后有无监测。

（3）是否放疗，放疗区域、剂量及频次，有无放疗并发症。放疗后疗效评估。

3. 其他

（1）月经、孕产、哺乳史。有无其他肿瘤病史。

（2）有无肿瘤家族史，尤其是直系亲属有无宫颈癌病史。

（3）有无 HPV 感染史或性伴侣 HPV 感染史。

二、体检

1. 妇科检查

妇科门诊检查。

2. 腹部查体

腹部是否膨隆，能否扪及肿块，肿块位置、大小、活动度、与周围组织关系、有无压痛或触及痛，腹壁静脉是否曲张，肝脾大小和质地，有无胸腔积液相关体征，肝肾区有无叩击痛。全腹有无压痛或反跳痛。

3. 淋巴结区域

全身各处浅表淋巴结有无肿大，大小、活动度、与周围组织关系、有无压痛或触及痛，表面温度。特别是锁骨上和腹股沟淋巴结。

4. 其他

心肺查体有无异常。双下肢有无水肿。

三、评估

参见国际通行 PS 评分标准、疼痛 VAS 评分标准。根据身高、体重计算体表面积。

四、化验

1. 肿瘤标志物全套检查。
2. 常规血常规、肝肾功能、电解质、血糖检查。

五、检查

1. 病理

宫颈刮片、活检，或手术获得病理。病理检查包括病理常规和必要的免疫组化。

2. 分子标记检测

UGT1A1、ERCC1、BRCA1、TUBB3、RRM1 等。

3. 影像学检查

腹部和浅表淋巴结超声、胸部 CT、头颅 MRI、腹部增强 CT、盆腔 MR（必要时加 DWI）、骨扫描。必要时 PET/CT。对于临床考虑可疑膀胱或直肠肿瘤的患者，应该为其预约麻醉下膀胱镜检查和直肠镜检查（即对于 IB2 或更高期别的患者）。

4. 其他检查

心电图、骨髓穿刺等

六、诊断

诊断应结合病史、体征、影像学检查、实验室检查及病理学检查。

七、疾病分期、危险因素评估（表 3 –35）

表 3 –35　宫颈癌 FIGO 分期

FIGO	描述
0	原位癌（浸润前期癌）
I	宫颈肿瘤局限于子宫（侵犯宫体可以不予考虑）
I$_a$	仅在显微镜下可见的浸润癌。所有肉眼可见的病灶——即使是表浅的浸润——都归为 I$_b$/T$_{1b}$ 期
I$_{a1}$	间质浸润深度 ≤3.0mm，水平浸润范围 ≤7.0mm
I$_{a2}$	间质浸润深度 >3.0mm，但不超过 5.0mm，水平浸润范围 ≤7.0mm
I$_b$	局限于宫颈的临床可见病灶，或是镜下肿瘤的病变范围大于 I$_{a2}$/T$_{1a2}$ 期
I$_{b1}$	最大直径 ≤4.0cm 的临床可见病灶
I$_{b2}$	最大直径 >4.0cm 的临床可见病灶
II	肿瘤已经超出子宫，但未达盆壁，或累及阴道但未达阴道下 1/3
II$_a$	无宫旁组织浸润
II$_b$	有宫旁组织浸润
III	肿瘤侵及盆壁和/或侵及阴道下 1/3 和/或导致肾盂积水或无功能肾
III$_a$	肿瘤侵及阴道下 1/3，未侵及盆壁
III$_b$	肿瘤侵及盆壁和/或导致肾盂积水或无功能肾
IV$_a$	肿瘤侵及膀胱或直肠黏膜，和/或超出真骨盆。黏膜的泡样水肿不足以作为诊断 T$_4$ 期的依据
IV$_b$	远处转移

注：无论肿瘤来源于上皮或腺体，自基底膜向下测量，间质浸润深度不得超过 5mm。浸润深度的定义为邻近最表面的上皮乳头的上皮间质交界到肿瘤浸润最深处的距离。脉管间隙受侵（静脉或淋巴管），不影响分期

八、治疗原则

1. 局部治疗

（1）手术原则　手术适应证和手术原则由妇产科制定和执行。

（2）放疗原则　放疗区域、剂量由放疗科制定和执行。

（3）局部热疗　体温正常、无活动性出血、局部热疗区域无金属或禁忌物质时，可单独或联合化疗进行。

2. 全身治疗

（1）总原则　包括：①任何治疗开始之前应当与患者讨论治疗的目的，并签署知情同意书；②在治疗之前，要求患者具备足够的脏器功能和体力状态；③治疗期间需对患者进行密切观察，任何并发症均需处理，适时地进行血液生化检查。根据患者的毒性反应情况以及治疗目的，适当减少药物剂量并调整方案；④治疗完成之后，需要对患者进行化疗反应的评估以及长期并发症的监测。

（2）化疗原则　包括：①如果符合化疗条件，需向患者家属告知不同化疗方案或者参加临床试验，各种治疗方案的风险和受益；②对患者的体力状态、器官的功能状态，和已经存在的既往放化疗所致的毒性反应总体评估；③告知患者化疗可能导致的骨髓抑制、肾毒性、腹痛、神经疾病、胃肠道毒性、脱发、代谢毒性以及肝脏毒性，既往放化疗过的患者再次化疗毒性加剧；④化疗方案参考 NCCN，根据不同分期、既往治疗史以及患者综合因素个体化制定；⑤化疗期间对可能出现的副反应的预防，特别是铂类肾毒性防治，紫杉类过敏反应的防治；⑥每周期的化疗完成后，需密切监测患者的骨髓抑制、脱水、电解质丢失、器官毒性和所有其他毒性反应情况。

（3）全身热疗原则　在无禁忌（如心脏疾病、脑血管疾病、未控制的脑转移、KPS 评分 70 分以下，难以控制的剧烈疼痛、体内有金属、发热、出血等）的前提下，可单独或联合化疗行全身热疗。

（4）热循环原则　在无禁忌（如心脏疾病、KPS评分70分以下，难以控制的剧烈疼痛、发热、出血、肠梗阻病史）的前提下，可给予腹腔热循环治疗。如果有恶性腹腔积液，可行胸腔热循环。

九、监测和随访

第1年每3个月1次，第2年每4个月1次，其余3年每6个月1次，然后每年1次。

1. 定期询问病史和体格检查，以及宫颈涂片细胞学检查。

2. 实验室检查包括全血细胞计数、生化检查、肿瘤标志物检查。

3. 对病变持续存在和复发的患者，需要通过影像学检查，如胸部腹部CT、盆腔MR（必要时加DWI）来评价。

4. 患者出现疾病进展应接受二线治疗。

（陈　衍）

第二十三节　阴道肿瘤

一、病史

1. 是否有症状

（1）妇科症状，有无外阴瘙痒、外阴皮疹或不明原因的肿块、隆起。有无接触性出血，月经异常或绝境后再度出血症状，有无阴道异常分泌物，有无下坠感等。

（2）有无自己扪及腹股沟、腋下或锁骨上可触及肿大的淋巴结。有无腹胀、腹痛、进食困难、饱腹感、尿路刺激症状、便秘、腰痛或下肢疼痛；有无下肢浮肿。

（3）其他。有无食欲减退、消瘦、严重贫血等非特异性症状。

2. 是否做过检查

（1）是否做过妇科检查，是否做过外阴肿块活检或阴道涂片细胞学检查。

（2）是否做过腹部 B 超、盆腔 CT 或 MR，其他部位影像学检查。

（3）是否做过标志物检查特别是 CA125、CEA 及 CA19－9 等。

3. 是否做过治疗

（1）是否做过手术，术后方式，术后病理及分期。

（2）是否接受化疗，化疗药物及周期，化疗后疗效评估。末次化疗时间，末次化疗后有无监测。

（3）是否放疗，放疗区域、剂量及频次，有无放疗并发症。放疗后疗效评估。

4. 其他

（1）月经、孕产、哺乳史。有无其他肿瘤特别是宫颈癌病史。有无免疫抑制治疗、吸烟、多个性伴侣、性生活开始早及宫颈的放射治疗史，可能与阴道癌的发生有一定关系。

（2）有无肿瘤家族史，尤其是直系亲属有无妇科肿瘤病史。

（3）有无 HPV 感染史或性伴侣 HPV 感染史。

二、体检

1. 妇科检查

妇科门诊检查。

2. 腹部查体

腹部是否膨隆，能否扪及肿块，肿块位置、大小、活动度、与周围组织关系、有无压痛或触及痛，腹壁静脉是否曲张，肝脾大小和质地，有无胸腔积液相关体征，肝肾区有无叩击痛。全腹有无压痛或反跳痛。

3. 淋巴结区域

全身各处浅表淋巴结有无肿大，大小、活动度、与周围组织关系、有无压痛或触及痛，表面温度。特别是锁骨上和腹股沟淋巴结。

4. 其他

心肺查体有无异常。双下肢有无水肿。

三、评估

参见国际通行 PS 评分标准、疼痛 VAS 评分标准。根据身高、体重计算体表面积。

四、化验

1. 肿瘤标志物全套检查。
2. 常规血常规、肝肾功能、电解质、血糖检查。

五、检查

1. 病理

阴道肿瘤活检，或手术获得病理。病理检查包括病理常规和必要的免疫组化。

2. 分子标记检测

UGT1A1、ERCC1、BRCA1、TUBB3、RRM1 等。

3. 影像学检查

腹部和浅表淋巴结超声、胸部 CT、头颅 MRI、腹部增强 CT、盆腔 MR（必要时加 DWI）、骨扫描。必要时 PET/CT。对于临床考虑可疑膀胱或直肠肿瘤的患者，应该为其预约麻醉下膀胱镜检查和直肠镜检查（即对于 I_{b2} 或更高期别的患者）。

4. 其他检查

心电图、骨髓穿刺等

六、诊断

诊断应结合病史、体征、影像学检查、实验室检查及病理学检查。

七、疾病分期、危险因素评估（表 3 – 36，37）

表 3 – 36 外阴癌 FIGO 分期

FIGO	描述
0	原位癌（浸润前期癌）
I	肿瘤局限于外阴，淋巴结未转移
I$_a$	肿瘤局限于外阴或会阴，最大径线 ≤2cm，间质浸润 ≤1.0cm
I$_b$	肿瘤最大径线 >2cm 或局限于外阴或会阴，间质浸润 >1.0cm
II	肿瘤侵犯下列任何部位：下 1/3 尿道、下 1/3 阴道、肛门，淋巴结未转移
III	肿瘤有或（无）侵犯下列任何部位：下 1/3 尿道、下 1/3 阴道、肛门，有腹股沟 – 股淋巴结转移
III$_a$	1 个淋巴结转移（≥5mm）或 1～2 个淋巴结转移（<5mm）
III$_b$	≥2 个淋巴结转移（≥5mm）或 2～3 个淋巴结转移（<5mm）
III$_c$	阳性淋巴结伴囊外扩散
IV	肿瘤侵犯其他区域（上 2/3 尿道，上 2/3 阴道）或远端
IV$_a$	肿瘤侵犯下列任何部位：上尿道和（或）阴道黏膜、膀胱黏膜、直肠黏膜、或固定在骨盆壁，或腹股沟 – 股淋巴结出现固定或溃疡形成
IV$_b$	任何部位（包括盆腔淋巴结）的远处转移

表 3 - 37　阴道癌 FIGO 分期

FIGO	描　述
0	局限于上皮层（上皮内瘤变 3 级/原位癌）。
I	肿瘤局限于阴道壁
II	肿瘤向阴道下组织扩展，但未达盆壁
III	肿瘤扩展至盆壁
IV	肿瘤范围超出真骨盆腔，或侵犯膀胱或直肠黏膜，但黏膜泡样水肿不列入此期
IV$_a$	肿瘤侵犯膀胱和/或直肠黏膜和/或超出真骨盆
IV$_b$	肿瘤转移到远处器官

八、治疗原则

1. 局部治疗

（1）手术原则　手术适应证和手术原则由妇产科制定和执行。

（2）放疗原则　放疗区域、剂量由放疗科制定和执行。

（3）局部热疗　体温正常、无活动性出血、局部热疗区域无金属或禁忌物质时，可单独或联合化疗进行。

2. 全身治疗

（1）总原则　包括：①任何治疗开始之前应当与患者讨论治疗的目的，并签署知情同意书；②在治疗之前，要求患者具备足够的脏器功能和体力状态；③治疗期间需对患者进行密切观察，任何并发症均需处理，适时地进行血液生化检查，根据患者的毒性反应情况以及治疗目的，适当减少药物剂量并调整方案；④治疗完成之后，需要对患者进行化疗反应的评估以及长期并发症的监测。

（2）化疗原则　包括：①如果符合化疗条件，需向患者家属告知不同化疗方案或者参加临床试验，各种治疗方案的风险和受益；②对患者的体力状态、器官的功能状态，和已经存在的既往放化疗所致的毒性反应总体评估；③告知患者化疗可能导致的骨髓抑制、肾毒性、腹痛、神经疾病、胃肠道毒性、脱发、代谢毒性以及肝脏毒性，既往放化疗过的患者再次化疗毒性加剧；④化疗方案参考 NCCN，根据不同分期、既往治疗史以及患者综合因素个体化制定；⑤化疗期间对可能出现的副反应的预防；⑥每周期的化疗完成后，需密切监测患者的骨髓抑制、脱水、电解质丢失、器官毒性和所有其他毒性反应情况。

（3）全身热疗原则　在无禁忌（如心脏疾病、脑血管疾病、未控制的脑转移、KPS 评分 70 分以下，难以控制的剧烈疼痛、体内有金属、发热、出血等）的前提下，可单独或联合化疗行全身热疗。

（4）热循环原则　在无禁忌（如心脏疾病、KPS 评分 70 分以下，难以控制的剧烈疼痛、发热、出血、肠梗阻病史）的前提下，可给予腹腔热循环治疗。如果有恶性腹腔积液，可行胸腔热循环。

九、监测和随访

第 1 年的前 6 个月，每个月 1 次，7～12 个月每 2 个月 1 次，第 2 年每 3 个月 1 次，第 3～4 年每 6 个月 1 次，然后每年 1 次。

1. 定期询问病史和体格检查，以及阴道涂片细胞学检查。

2. 实验室检查包括全血细胞计数、生化检查、肿瘤标志物检查。

3. 对病变持续存在和复发的患者，需要通过影像学检查，如胸部腹部 CT、盆腔 MR（必要时加 DWI）来评价。

4. 患者出现疾病进展应接受二线治疗。

（陈　衍）

第二十四节　淋巴瘤

一、病史

1. 淋巴结的大小、部位、质地、与周围是否粘连、是否伴有疼痛。

2. 可有破溃、出血。

3. 是否伴有发热、盗汗、体重减轻等症状。

4. 当纵隔淋巴结肿大时是否伴有气短、胸闷等压迫气管、上腔静脉等表现。

5. 结外的患者，病灶的部位、大小、是否伴有疼痛及疼痛的性质和时间。

6. 是否做过检查和治疗，结果如何；例如是否做过穿刺、手术，是否接受化疗、放疗；是否做过病理检查，结果如何；既往有无良、恶性肿瘤病史。

7. 有无肿瘤家族史。

二、体检

需要彻底细致的全身体格检查，尤其注意浅表淋巴结的大小、质地、有无压痛、与周围组织有无粘连等。

三、评估

根据 KPS 评分标准进行体力状况评分。根据 VAS 疼痛评分标准进行肿瘤疼痛评分，根据患者身高体重计算体表面积

四、化验

肿瘤标志物、血常规、肝肾功能、电解质、血钙、尿常规、β_2 - 微球蛋白、血清乳酸脱氢酶、骨髓穿刺术。

五、检查

1. 病理

病理常规、必要的免疫组化，如确定 T 细胞来源的 CD3、CD4、CD8、CD43、CD45RO 等等，B 细胞来源 CD19、CD20、CD21、CD22、CD45 等等。

2. 分子标记检测

CD20。

3. 影像学检查

X 线片、超声、增强 CT、MRI、PET/CT、骨扫描

4. 其他检查

心电图等。

六、诊断

淋巴结切除活检可确诊。不宜行穿刺诊断

七、疾病分期、危险因素评估

1. 分期

（1） Ⅰ 期　累及单一淋巴结区

（2） Ⅱ 期　累及横膈同侧多个淋巴结区

（3） Ⅲ 期　累及横膈两侧多个淋巴结区

（4） Ⅳ 期　多个结外病变或淋巴结病变合并结外病变

（5） X　　肿块 > 10cm

（6） E　　淋巴结外病变的直接侵犯，仅单一结外部位病变

（7） A/B　B 症状：体重减轻 > 10% 、发热。夜间盗汗

2. 危险因素评估

各个病理类型，包括各个亚型其高危因素各不相同，大体包括年龄 > 60 岁、病变为 Ⅲ/Ⅳ 期、LDH > 正常值上限、行为状态 ECOG 评分 ≥ 2、结外侵犯部位 ≥ 2 处等。

八、治疗

1. 原则

（1）手术原则　原则上不考虑手术。除结外的部分淋巴瘤，例如原发于泌尿生殖系统淋巴瘤等可考虑手术。

（2）放疗原则　不作为首选治疗，只是作为辅助治疗手段，例如对于早期滤泡性淋巴瘤、部分黏膜相关淋巴瘤、不能化疗的早期霍奇金淋巴瘤、NK/T 细胞淋巴瘤、部分特殊部位结外的淋巴瘤可选择放疗。

2. 全身治疗

（1）总原则　包括：①与患者讨论治疗的目的，并签署知情同意书；②在治疗之前，要求患者具备足够的脏器功能和体力状态；③治疗期间需对患者进行密切观察，任何并发症均需处理；④治疗完成之后，需要对患者进行化疗反应的评估以及长期并发症的监测。

（2）化疗原则　包括：①HD 化疗原则为 Ⅲ ~ Ⅳ 期患者和 Ⅱ_b 期有大肿块者，以化疗为主，ABVD 仍然是晚期 HL 的标准方案；NHL 化疗原则为需根据病理类型、病变部位、分期个体化制定化疗方案，常用的方案包括 R - CHOP、EPOCH、ESHAP、MINE 等。

（3）靶向治疗原则　弥漫大 B 细胞淋巴瘤及其他类型淋巴瘤并 CD20 阳性者，可考虑化疗联合利妥昔治疗。Ⅳ期患者应考虑参加临床试验

九、监测和随访

为患者制定个体化的随访计划。每 3 ~ 6 个月随访 1 次，每次随访内容包括体格检查、影像学检查（CT、B 超）及各项检查（血尿酸、尿常规、β_2 - 微球蛋白、血清乳酸脱氢酶）等。

（杨静悦）

第二十五节　多发性骨髓瘤

一、病史

1. 骨痛的出现日期、部位、疼痛性质。

2. 有无病理性骨折及其部位。

3. 是否有肾脏损害，有无尿少、血尿等症状。

4. 有无高钙血症引起的头痛、嗜睡、呕吐等症状。

5. 有无头晕、视力障碍、手足麻木等多发性骨髓瘤并发的高黏滞综合征。

6. 是否做过检查和治疗，结果如何；例如是否做过骨髓穿刺，是否接受化疗、放疗等治疗；是否做过病理检查，结果如何；既往有无良、恶性肿瘤病史。

7. 有无肿瘤家族史。

二、体检

需要彻底细致的全身体格检查，特别要注意是否有骨骼压痛、病理性骨折、肾区叩击痛等。

三、评估

根据 KPS 评分标准进行体力状况评分。根据 VAS 疼痛评分标准进行肿瘤疼痛评分，根据患者身高体重计算体表面积。

四、化验

肿瘤标志物、血常规、肝肾功能、电解质、免疫球蛋白系列、尿本周蛋白、血钙、血尿酸、尿常规、β_2 - 微球蛋白、血清乳酸脱氢酶、骨髓穿刺术、血清蛋白电泳、血清 K 轻。

五、检查

1. 病理

骨髓穿刺活检病理学检查。

2. 分子标记检测

mTOR。

3. 影像学检查

X 线片、超声、增强 CT、MRI、PET/CT、骨扫描。

4. 其他检查

心电图等。

六、诊断

1. 主要诊断标准

（1）组织浆细胞瘤活检。

（2）骨髓中浆细胞比例超过 30%。

（3）IgG > 35 g/L（3.5g/dl）或 IgA 20 g/L（> 2.0g/dL），或尿轻链蛋白分泌 > 1.0/24h。

2. 次要标准

（1）骨髓中浆细胞比例超过 10%，但不超过 30%。

（2）M 蛋白浓度低于主要诊断标准。

（3）溶骨性病变。

（4）低 γ 球蛋白病血症 [IgM < 500mg/L（50mg/dl），IgA < 1000mg/L（100mg/dl），或者 IgG < 6000mg/L（600mg/dl）]。

符合以下情况者可诊断 MM：①任何 2 个主要诊断标准；②第 1 个主要诊断标准及次要诊断标准中 2、3 或者 4；③第 3 主要诊断标准及次要诊断标准 1 或者 3；④同时具有次要诊断标准 1、2 和 3；⑤同时具有次要诊断标准 1、2 和 4。

七、疾病分期、危险因素评估

1. 分期

（1）Ⅰ期 包括所有下列因素：①血红蛋白＞100g/L（10g/dl）；②正常血钙浓度血钙≤120mg/L（12mg/dl）；③骨骼影像学检查正常或单发性颌骨浆细胞病变；④低 M 蛋白水平［IgG＜50g/L（5g/dl），IgA＜30g/L（3mg/dl）］；⑤尿电泳分析轻链蛋白分泌＜4g/24h。

（2）Ⅱ期 介入Ⅰ期与Ⅲ期之间。

（3）Ⅲ期 包括下列因素的一个或一个以上：①血红蛋白＜85g/L（8.5g/dl）；②正常血钙浓度血钙≥120mg/L（12mg/dl）；③进展性溶骨性病变；④高 M 蛋白水平［IgG＞70g/L（5g/dl），IgA＞50g/L（3mg/dl）］；⑤尿电泳分析轻链蛋白分泌＞12g/24h。

2. 危险因素评估

危险因素包括严重贫血、高钙血症、进展性溶骨性病变、高 M 蛋白水平、血清高 β 微球蛋白、高浆细胞标记指数。

八、治疗原则

1. 局部治疗

（1）手术原则 原则上不考虑手术治疗。

（2）放疗原则 原则上不考虑放疗，如若选择放疗也通常为转移性及局限期病变的姑息性治疗。例如有症状的骨骼外浆细胞肿瘤、大的溶骨性病变且有骨折风险的、肿瘤压迫脊髓等可考虑姑息放疗。

2. 全身治疗

（1）总原则 包括：①与患者讨论治疗的目的，并签署知情同意书；②在治疗之前，要求患者具备足够的脏器功能和体力状态；③治疗期间需对患者进行密切观察，任何并发症均需处理；④治疗完成之后，需要对患者进行化疗反应的评估以及长期并发症的监测。

（2）化疗原则 首选化疗，尤其对于新确诊的多发性骨髓瘤患者，应积极予以化疗，方案包括 M2、MP、VAD、DVD，以及以沙利度胺、硼替佐米为基础的联合化疗方案。

九、监测和随访

为患者制定个体化的随访计划。每 3～6 个月随访 1 次，每次随访内容包括体格检查、影像学检查（X 线、骨扫描）等及各项检查（免疫球蛋白系列、尿本周蛋白、血钙、血尿酸、尿常规、β_2 - 微球蛋白、血清乳酸脱氢酶、骨髓穿刺术、血清蛋白电泳）等。

（杨静悦）

第二十六节 恶性黑色素瘤

一、病史

1. 病变的部位、大小、边缘、颜色、发展速度。
2. 病变表面有无隆起、粗糙、脱屑和渗液等。
3. 周边有无参差不齐或呈锯齿状。
4. 病变有无溃疡、瘙痒、出血。
5. 是否伴有疼痛及疼痛的性质和时间。
6. 是否出现结痂、卫星结节等。
7. 是否做过检查和治疗，结果如何；例如是否做过穿刺、手术，是否接受化疗、细胞因子、靶向治疗；是否做过病理检查，结果如何；既往有无高强度的日光照射史以及良、恶性肿瘤病史。
8. 有无肿瘤家族史。

二、体检

需要彻底细致的全身体格检查，尤其注意病变的大小、边缘、颜色、有无溃疡、出血等。浅表淋巴结有无肿大。

三、评估

根据 KPS 评分标准进行体力状况评分。根据 VAS 疼痛评分标准进行肿瘤疼痛评分，根据患者身高体重计算体表面积。

四、化验

肿瘤标志物、血常规、肝肾功能、电解质、乳酸脱氢酶（LDH）。

五、检查

1. 病理

病理常规、必要的免疫组化，如 S – 100、HMB – 45 等。

2. 分子标记检测

EGFR、K – ras、C – kit、VEGFR、PDGFR。

3. 影像学检查

X 线片、超声、增强 CT、MRI、PET/CT、骨扫描。

4. 其他检查

心电图等。

六、诊断

根据术后病理报告。

七、疾病分期、危险因素评估

1. 分期（表 3 – 38，39）

表 3 – 38　恶性黑色素瘤 TNM 标准

肿瘤分期	描述
T_1	厚度 <1mm 伴或不伴溃疡（$T_{1a}T_{1b}$）
T_2	厚度 1~2mm 伴或不伴溃疡（$T_{2a}T_{2b}$）
T_3	厚度 2~4mm 伴或不伴溃疡（$T_{3a}T_{3b}$）
T_4	厚度 >4mm 伴或不伴溃疡（$T_{3a}T_{3b}$）
N_1	1 个淋巴结转移
	N_{1a} 隐性转移
	N_{1b} 显性
N_2	2~3 个淋巴结转移
N_3	>4 个淋巴结转移
M_{1a}	皮肤、皮下、远处淋巴结转移
M_{1b}	肺转移
M_{1c}	其他内脏或任何伴 LDH 升高的远处转移

表 3 – 39　恶性黑色素瘤综合分期

分期	描述
I	$T_1 N_0 M_0$
II	$T_2 N_0 M_0$
III	$T_1 N_1 M_0$
	$T_2 N_1 M_0$
	$T_{3a} N_{0~1} M_0$
	$T_{3b} N_{0~1} M_0$
	$T_{3c} N_{0~1} M_0$
IV	$T_4 N_{0~1} M_0$
	任 $TN_2 M_0$
	任 T 任 NM_1

2. 危险因素评估

危险因素包括表皮肿瘤厚度、是否有溃疡形成、肿瘤细胞的核分裂相、肿瘤浸润淋巴细胞数量、有无淋巴管血管浸润、镜下卫星灶、肿瘤边缘是否有累及。

八、治疗原则

1. 局部治疗

（1）手术原则　首选手术，不管是对早期黑色素瘤患者，还是局部进展期，甚至远处转移患者来说，如通过手术有可能完全切除所有病灶的患者都应该尽量手术。

（2）放疗原则　原则上不选择放疗，但是在某些特殊情况下仍是一项重要的治疗手段，包括骨转移、脑转移、淋巴结清扫后残留或复发和头颈部黑色素瘤（特别是鼻腔黑色素瘤）。

（3）局部治疗原则　对于皮下转移局限在单个肢体的患者，可考虑经动静脉套管灌注加热治疗

2. 全身治疗

（1）总原则　包括：①与患者讨论治疗的目的，并签署知情同意书；②在治疗之前，要求患者具备足够的脏器功能和体力状态；③治疗期间需对患者进行密切观察，任何并发症均需处理；④治疗完成之后，需要对患者进行化疗反应的评估以及长期并发症的监测。

（2）术后辅助治疗原则　I_{a-b}期患者，无需术后辅助治疗 II_a ~ III_a期患者，术后需应用高剂量的干扰素辅助治疗 III_{b-c}、IV期，术后需干扰素治疗以减少复发转移率，必要时需联合化放疗。

（3）化疗原则　进展期或转移性黑色素瘤以及III_{b-c}、IV期术后患者应行静脉化疗，恶性黑色素瘤敏感药物有达卡巴嗪、替莫唑胺、铂类、紫杉醇、福莫司汀等。化疗药中达卡巴嗪仍占主导地位。

（4）细胞因子治疗原则　术后辅助治疗应选择中、高剂量 IFN - α 治疗；对于进展期或转移性黑色素瘤的治疗应选择高剂量的 IL - 2 的单药或联合治疗方案。

（5）分子靶向药物应用原则　靶向药物单药治疗晚期 MM 疗效不理想，联合化疗后明显增高疗效。包括达卡巴嗪联合索拉非尼，达卡巴嗪联合恩度等，以及目前正在临床试验阶段的 Ipilimumab、PLX4032、舒尼替尼、格列卫、贝伐单抗等。

九、监测和随访

I_a 期恶性黑色素瘤患者，应根据临床情况每 3 ~ 12 个月询问病史和查体（重点检查区域淋巴结和皮肤），根据患者危险因素（至少）每年行皮肤检查，教育患者何时并如何检查皮肤和淋巴结（每月）。

I_b 和Ⅲ期患者前 3 年每 3 ~ 6 个月询问病史和查体（重点检查区域淋巴结和皮肤）；后 2 年每 4 ~ 12 月；以后至少每年一次。根据患者危险因素（至少）每年行皮肤检查，教育患者何时并如何检查皮肤和淋巴结（每月）。Ⅱ$_a$ ~ Ⅲ期患者推荐胸腹部 CT、浅表淋巴结 B 超、LDH、肝功和血常规每 4 ~ 6 个月复查一次。脑 CT（或 MRI）以及骨扫描每 12 个月复查一次。Ⅳ期无病生存的患者，不管任何类型，随访原则与Ⅲ期相似。

（杨静悦）

第二十七节　软组织肿瘤

一、病史

1. 病变的部位、大小、边缘、颜色、发展速度。

2. 病变表面有无隆起、粗糙、渗液等。

3. 病变有无溃疡、瘙痒、出血。

4. 是否伴有疼痛及疼痛的性质和时间。

5. 是否做过检查和治疗，结果如何；例如是否做过穿刺、手术，是否接受化疗等治疗；是否做过病理检查，结果如何；既往有无良、恶性肿瘤病史。

6. 有无肿瘤家族史。

二、体检

需要彻底细致的全身体格检查，尤其注意病变的大小、有无压痛、破溃等以及浅表淋巴结有无肿大。

三、评估

根据 KPS 评分标准进行体力状况评分。根据 VAS 疼痛评分标准进行肿瘤疼痛评分，根据患者身高体重计算体表面积。

四、化验

1. 肿瘤标志物、血常规、肝肾功能、电解质。

2. 病理常规、必要的免疫组化，如 S - 100、波形蛋白、角蛋白等。

3. 分子标记检测，如 EGFR。

4. 影像学检查，如 X 线片、超声、增强 CT、MRI、PET/CT、骨扫描。

5. 其他检查，如心电图等。

五、诊断

根据病理报告。

六、疾病分期、危险因素评估

1. 分期（表 3 - 40，41）

表 3 - 40 软组织肿瘤 TNM 标准

肿 瘤 分 期		描述
原发肿瘤（T）	Tx	原发肿瘤不能明确
	T_0	无原发肿瘤
	T_1	肿瘤 <5cm 直径
	T_{1a}	表浅肿瘤
	T_{1b}	深在肿瘤
	T_2	肿瘤 >5cm 直径
	T_{2a}	表浅肿瘤
	T_{2b}	深在肿瘤
区域淋巴结（N）	Nx	局部淋巴结不能评估
	N_0	无局部淋巴结转移
	N_1	局部淋巴结转移
	M_x	远处转移不能被评估
	M_0	无远处转移
	M_1	远处转移
组织学分级	G_1	分化好
	G_2	中等分化
	G_3	分化差
	G_4	分化差或未分化

表 3 - 41 临床分期

分期	描述				
I	T_{1a}、T_{1b}、T_{2a}、T_{2b}	N_0	M_0	G_{1-2}	G_1 低恶
II	T_{1a}、T_{1b}、T_{2a}	N_0	M_0	G_{3-4}	G_{2-3} 高恶
III	T_{2b}	N_0	M_0	G_{3-4}	G_{2-3} 高恶
IV	任何肿瘤大小	N_1	M_0	任何分级	高或低
	任何肿瘤大小	N_1	M_1	任何分级	高或低

2. 危险因素评估

危险因素包括肿瘤大小、肿瘤的分化程度差、分裂率高、浸润深、存在肝转移或淋巴结转移、血管或淋巴管侵犯、肿瘤边缘是否有累及。

七、治疗原则

1. 局部治疗

（1）手术原则　对于局限性病变首选手术切除。

（2）放疗原则　对放射线敏感的病理类型，手术困难时可选择放疗。

2. 全身治疗

总原则包括：①与患者讨论治疗的目的，并签署知情同意书；②在治疗之前，要求患者具备足够的脏器功能和体力状态；③治疗期间需对患者进行密切观察，任何并发症均需处理；④治疗完成之后，需要对患者进行化疗反应的评估以及长期并发症的监测。

3. 化疗原则

对于高度恶性肉瘤患者术前术后均需行全身静脉化疗，例如尤文氏肉瘤、横纹肌肉瘤，骨肉瘤等，药物的选择应根据病理类型，包括异环磷酰胺、阿霉素、紫杉醇等。

4. 分子靶向药物应用原则

高度恶性肉瘤以及转移性的晚期患者建议化疗联合分子靶向药物。目前美国 NCCN 指南已推荐以下几种用于STS 的治疗：①伊马替尼、舒尼替尼、索拉非尼、尼洛替尼和达沙替尼用于治疗胃肠道间质瘤（GIST）；②索拉非尼、舒尼替尼和贝伐珠单抗用于治疗血管肉瘤；③伊马替尼推荐用于治疗硬纤维瘤；④舒尼替尼单药用于治疗腺泡状软组织肉瘤（ASPS）；⑤贝伐珠单抗联合 TMZ 及舒尼替尼单药用于治疗孤立性纤维瘤和血管外皮瘤；⑥伊马替尼用于治疗绒毛结节性滑膜炎和恶性腱鞘巨细胞瘤；⑦西罗

莫司用于治疗血管周细胞瘤、复发性血管肌脂肪瘤和淋巴
管平滑肌瘤；⑧厄洛替尼、伊马替尼和舒尼替尼单药及厄
洛替尼联合西妥昔单抗、伊马替尼联合顺铂、伊马替尼联
合西罗莫司用于治疗脊索瘤。目前在研的有 Cediranib、
Brivanib 等。

八、监测和随访

低度恶性肉瘤成功切除后，需每 3~6 个月行胸片、
腹、盆腔 CT 检查，持续 2~3 年，未完整切除或未能切除
者类似上述复查周期。高度恶性肉瘤成功完整切除后更要
进一步随访，胸片及 CT 每 3~4 个月一次，持续 3 年，以
后每 6 个月一次，再持续 2 年。未完整切除者也同样时间
复查。

（杨静悦）

第二十八节　神经内分泌肿瘤

一、病史

1. 病变的部位、大小、发展速度
2. 病变有无溃疡、出血。
3. 是否伴有疼痛及疼痛的性质和时间。
4. 有无头面部、躯干部皮肤潮红等表现。
5. 是否伴有腹痛腹泻。
6. 有无红舌、口唇干裂、静脉血栓、肠梗阻等病史
7. 是否做过检查和治疗，结果如何；例如是否做过穿
刺、手术，是否接受化疗等治疗；是否做过病理检查，结
果如何；既往有无良、恶性肿瘤病史。
8. 有无肿瘤家族史。

二、体检

需要彻底细致的全身体格检查，应注意病变的大小、有无压痛等以及浅表淋巴结有无肿大。有无头面部、躯干部皮肤潮红等类癌综合征的表现。对于胃泌素瘤应注意是否伴有腹痛腹泻等 Zollinger - Ellison 综合征的表现。对于胰高血糖素瘤，应注意有无红舌、口唇干裂、静脉血栓、肠梗阻等伴有过量的胰高血糖素分泌的症状。

三、评估

根据 KPS 评分标准进行体力状况评分。根据 VAS 疼痛评分标准进行肿瘤疼痛评分，根据患者身高体重计算体表面积。

四、化验

1. 肿瘤标志物、血常规、肝肾功能、电解质，尿 5 - 羟吲哚乙酸（5 - HIAA）、铬粒素 A（CgA）。

2. 病理常规、必要的免疫组化，如 NSE、波形蛋白、角蛋白、Ki67 等

3. 分子标记检测，如 EGFR。

4. 影像学检查，如 X 线片、超声、增强 CT、MRI、PET/CT、骨扫描。

5. 其他检查，如心电图等。

五、诊断

根据病理报告。

六、疾病分期、危险因素评估

1. 分期（表 3 - 42，43）

表 3 - 42　神经内分泌肿瘤 TNM 标准

肿 瘤 分 期		描述
原发肿瘤（T）	Tx	原发肿瘤不能明确
	T_0	无原发肿瘤
	T_1	肿瘤 <5cm 直径
	T_{1a}	表浅肿瘤
	T_{1b}	深在肿瘤
	T_2	肿瘤 >5cm 直径
	T_{2a}	表浅肿瘤
	T_{2b}	深在肿瘤
区域淋巴结（N）	Nx	局部淋巴结不能评估
	N_0	无局部淋巴结转移
	N_1	局部淋巴结转移
	Mx	远处转移不能被评估
	M_0	无远处转移
	M_1	远处转移
组织学分级	G_1	分化好
	G_2	中等分化
	G_3	分化差
	G_4	分化差或未分化

表 3 - 43　临床分期

分期	描述				
I	T_{1a}、T_{1b}、T_{2a}、T_{2b}	N_0	M_0	$G_{1~2}$	G_1 低恶
II	T_{1a}、T_{1b}、T_{2a}	N_0	M_0	$G_{3~4}$	$G_{2~3}$ 高恶
III	T_{2b}	N_0	M_0	$G_{3~4}$	$G_{2~3}$ 高恶
IV	任何肿瘤大小	N_1	M_0	任何分级	高或低
	任何肿瘤大小	N_1	M_1	任何分级	高或低

2. 危险因素评估

危险因素包括肿瘤的分化程度差、分裂率高、浸润深、存在肝转移或淋巴结转移、血管或淋巴管侵犯等；Ki67阳性。

七、治疗原则

1. 局部治疗

（1）手术原则　首选手术切除。

（2）放疗原则　放射治疗仅适用于脑转移或控制骨转移引起的疼痛。

2. 全身治疗

总原则包括：①与患者讨论治疗的目的，并签署知情同意书；②在治疗之前，要求患者具备足够的脏器功能和体力状态；③治疗期间需对患者进行密切观察，任何并发症均需处理；④治疗完成之后，需要对患者进行化疗反应的评估以及长期并发症的监测。

3. 化疗原则

神经内分泌肿瘤术后及晚期转移患者均应行全身静脉化疗，化疗方案选择应根据病理类型选择，药物的选择包括依托泊苷、顺铂、紫杉醇、替莫唑胺等。

4. 生物治疗原则

对于一些相关激素表达异常，有功能的恶性神经内分泌肿瘤可以选择α干扰素或α干扰素联合生长抑素类似物治疗。

5. 分子靶向药物应用原则

还处于研究阶段。目前最新的一种酪氨酸激酶血管生成抑制剂（mTOR抑制剂）已在国外上市，应用于恶性神经内分泌肿瘤的治疗。

八、监测和随访

建议每隔 3~6 个月，进行相关检测，主要检测铬粒素 A、外周血神经激肽 A（NKA）和特异性激素指标的水平，在随访研究中发现，检测外周血神经激肽 A（NKA）和铬粒素水平可监测肿瘤复发，其中 NKA 较铬粒素更为敏感。另外患者还需每 6 个月行一次 CT 或 MRI 检查。

（杨静悦）

第二十九节　皮肤肿瘤

一、病史

1. 病变的部位、大小、边缘、颜色、发展速度
2. 病变表面有无隆起、粗糙、脱屑和渗液等
3. 病变有无溃疡、瘙痒、出血。
4. 是否伴有疼痛及疼痛的性质和时间。
5. 是否做过检查和治疗，结果如何；例如是否做过穿刺、手术，是否接受化疗等治疗；是否做过病理检查，结果如何；既往有无良、恶性肿瘤病史。
6. 有无肿瘤家族史。

二、体检

需要彻底细致的全身体格检查，尤其注意病变的大小、边缘、颜色、有无溃疡、出血等。浅表淋巴结有无肿。

三、评估

根据 KPS 评分标准进行体力状况评分。根据 VAS 疼痛评分标准进行肿瘤疼痛评分，根据患者身高体重计算体表

面积。

四、化验

肿瘤标志物、血常规、肝肾功能、电解质、乳酸脱氢酶（LDH）。

五、检查

1. 病理常规、必要的免疫组化等。

2. 分子标记检测，如 EGFR、K – ras、C – kit。

3. 影像学检查，如 X 线片、超声、增强 CT、MRI、PET/CT、骨扫描。

4. 其他检查，如心电图等。

六、诊断

根据术后病理报告。

七、疾病分期、危险因素评估

1. **分期**（表 3 – 44，45）

表 3 – 44　皮肤肿瘤 TNM 标准

肿瘤分期	描述
Tis	原位癌
T_1	肿瘤最大径 ≤2cm
T_2	肿瘤最大径 >2cm 但 ≤5cm
T_3	肿瘤最大径 >5cm
T_4	肿瘤侵及深部皮肤外结构（如软骨，骨骼肌等）
N_0	无区域淋巴结转移
N_1	有区域淋巴结转移
M_0	无远处转移
M_1	有远处转移

表 3 - 45 皮肤肿瘤综合分期

分期	描述
I	$T_1N_0M_0$
II	$T_2N_0M_0$
	$T_3N_0M_0$
III	$T_4N_0M_0$，任何 TN_1M_0
IV	任何 T 任何 NM_1

2. 危险因素评估

危险因素包括表皮肿瘤厚度、是否有溃疡形成、肿瘤细胞的核分裂相、肿瘤浸润淋巴细胞数量、有无淋巴管血管浸润、镜下卫星灶、肿瘤边缘是否有累及。

八、治疗原则

1. 局部治疗

（1）手术原则 首选手术治疗。

（2）放疗原则 对于老年体弱，有手术禁忌证（有糖尿病、肾脏、心脏疾患等）者，均可选用放射治疗。尤其病理类型为鳞状细胞癌、基底细胞癌，对放射线特别敏感，局部原则对于病变在 2～5mm 范围内，可考虑行局部冷冻及激光治疗。

2. 全身治疗

总原则包括：①与患者讨论治疗的目的，并签署知情同意书；②在治疗之前，要求患者具备足够的脏器功能和体力状态；③治疗期间需对患者进行密切观察，任何并发症均需处理；④治疗完成之后，需要对患者进行化疗反应的评估以及长期并发症的监测。

3. 化疗原则

化疗用于术后的辅助治疗及不能手术的患者。方法包括化疗药物外涂局部治疗及全身静脉化疗。可以选择的药物包括 5 – FU、环磷酰胺、博莱霉素等。

4. 术后辅助治疗原则

（1）Ⅰ期患者　无需术后辅助治疗。

（2）Ⅱ期患者　应考虑行术后辅助化疗。

（3）Ⅲ期患者　术前可行术前新辅助，术后应行术后辅助化疗。

（4）Ⅳ期患者　全身治疗，必要时化放疗联合。

九、监测和随访（各病种）

Ⅰ和Ⅲ期患者前 3 年每 3 ~ 6 个月询问病史和查体（重点检查区域淋巴结和皮肤）；后 2 年每 4 ~ 12 月；以后至少每年一次。根据患者危险因素（至少）每年行皮肤检查，教育患者何时并如何检查皮肤和淋巴结（每月）。Ⅱ ~ Ⅲ期患者推荐胸腹部 CT、浅表淋巴结 B 超、LDH、肝功和血常规每 4 ~ 6 个月复查一次。脑 CT（或 MRI）以及骨扫描每 12 个月复查一次。Ⅳ期无病生存的患者，不管任何类型，随访原则与Ⅲ期相似。

（杨静悦）

第三十节　脑肿瘤

一、病史

1. 有无头痛、呕吐、瘫痪、肢体感觉障碍等症状。

2. 有无淡漠、焦虑、幻觉、偏盲等症状。

3. 有无定位障碍、协调动作障碍、感觉障碍等。

4. 是否做过检查和治疗，结果如何；例如是否做过脑脊液检查、手术，是否接受放疗、化疗、靶向治疗；是否做过病理检查，结果如何；既往有无良、恶性肿瘤病史。

5. 有无肿瘤家族史。

二、体检

需要彻底细致的全身体格检查，尤其注意有无神经系统查体异常。

根据 KPS 评分标准进行体力状况评分。根据 VAS 疼痛评分标准进行肿瘤疼痛评分，根据患者身高体重计算体表面积。

四、化验

肿瘤标志物、血常规、肝肾功能、电解质、泌乳激素和生长激素（垂体腺瘤）、AFP 和 HCG（颅内生殖细胞肿瘤）。

五、检查

1. 病理常规。

2. 分子标记检测，如 EGFR、VEGF、PDGFR。

3. 影像学检查，如 X 线片、超声、增强 CT、MRI、PET/CT、骨扫描。

4. 其他检查，如心电图等。

六、诊断

根据术后病理报告。

七、疾病分期、危险因素评估

1. 分期（表 3－46，47）

表 3－46　脑肿瘤 TNM 标准

肿　瘤　分　期		描述
幕上肿瘤	T_1	肿瘤最大径 ≤5cm，局限在一侧
	T_2	肿瘤最大径 >5cm，局限在一侧
	T_3	肿瘤侵犯或侵占脑室系统

续表

肿 瘤 分 期		描述
	T_4	肿瘤越过脑中线，侵犯对侧脑半球或侵犯幕下
幕下肿瘤	T_1	肿瘤最大径≤3cm，局限在一侧
	T_2	肿瘤最大径>3cm，局限在一侧
	T_3	肿瘤侵犯或侵占脑室系统
	T_4	肿瘤越过脑中线，侵犯对侧脑半球或侵犯幕
	M_0	无远处转移
	M_1	有远处转移
	G_1	高分化
	G_2	中分化
	G_3	低分化
	G_4	未分化

表 3－47　脑肿瘤综合分期

分期	描述
I_a	$G_1 T_1 M_0$
I_b	$G_1 T_{2,3} M_0$
II_a	$G_2 T_1 M_0$
II_b	$G_2 T_{2,3} M_0$
III_a	$G_3 T_1 M_0$
III_b	$G_3 T_{2,3} M_0$
IV	$G_1 T_4 M_0$，$G_2 T_4 M_0$，$G_3 T_4 M_0$，G_4 任何 TM_0
任何 G	任何 TM_1

2. 危险因素评估

危险因素包括年龄 >60 岁、KPS≤70 岁、CSF 蛋白 >0.6/L、LDH 增高和多发病灶预后差。

八、治疗原则

1. 局部治疗

（1）手术原则　对于较小及局限的颅内恶性肿瘤尽量手术切除。

（2）放疗原则　对放射线敏感的肿瘤，手术困难时可首选放疗。局部小病变可采用 X – 刀或 γ – 刀治疗。

2. 全身治疗

总原则包括：①与患者讨论治疗的目的，并签署知情同意书；②在治疗之前，要求患者具备足够的脏器功能和体力状态；③治疗期间需对患者进行密切观察，任何并发症均需处理；④治疗完成之后，需要对患者进行化疗反应的评估以及长期并发症的监测。

3. 化疗原则

对于高级别胶质瘤（Ⅲ～Ⅳ级）术后应常规化疗，其他脑肿瘤以及低级别胶质瘤可根据手术切除程度、病理类型等情况考虑是否化疗，化疗应选择能通过血脑屏障的脂溶性、小分子的化疗药物。药物包括替莫唑胺、BUCN、CCUN 等。给药方式包括静脉、颈内动脉灌注化疗、椎管内化疗等。

4. 分子靶向药物应用原则

目前尚在研究阶段，部分靶向药物在治疗脑胶质瘤目前初步显示具有良好疗效的包括 C225、格列卫、易瑞沙、特罗凯等分子靶向药物。

九、监测和随访

术后 4～6 个月左右行定期复查颅脑 MRI 或 CT，必要时行胸腹 CT。没有哪个随访计划适用于所有患者，因此应当根据颅内肿瘤的大小、受累的程度、组织学类型、以及相对复发风险为患者制定个体化的随访计划。

（杨静悦）

第三十一节 原发灶不明肿瘤

一、常规诊疗规范

1. 病史采集

（1）有无临床症状。

（2）职业及环境暴露。

（3）临床病史、家族史。

2. 体格检查

全面的体格检查（包括盆腔和直肠的检查），要特别注意乳腺和盆腔，前列腺，直肠和消化道疾病的症状和体征。

3. 辅助检查

（1）血尿常规、便潜血、血生化。

（2）病理检查。

（3）侧重可治疗 CUP 亚群的诊断以此治疗影像学检查、组织学和分子生物学检查。

（4）腹部、盆 CT 检查、胸部 CT 和 PET – CT 扫描。

（5）其他的检查可根据临床表现和病理组织学结果来确定，取得的癌肿组织宜进行免疫球蛋白的免疫过氧化物酶染色，基因重排检查以及电镜检查，这些有助于大细胞淋巴瘤的诊断。甲胎蛋白或 β – 人绒毛膜促性腺激素的过氧化物酶染色检查有助于胚细胞癌的诊断。雌激素和孕酮受体的组织检查有助于识别乳腺癌。前列腺特异性抗原免疫过氧化物酶染色检查有助于诊断前列腺癌。

二、诊断要点

1. 根据转移灶的病理类型，结合特异性生化指标的检测，初步判断原发灶的可能来源部位；特殊类型转移癌的病理形态学特征和免疫组化结果往往可以提示肿瘤的来源，如乳头状腺癌具有甲状腺腺泡细胞特征或 TG 阳性的转移腺癌可以诊断肿瘤来源于甲状腺；降钙素阳性的转移性腺癌多为甲状腺髓样癌；AFP 阳性的转移腺癌则往往来源于肝脏；CEA 阳性的转移性腺癌则应注意胃肠道肿瘤来源的可能。

2. 根据转移癌的部位进一步缩小检查范围，一般来讲，上颈部转移癌多来自头颈部，而下颈部转移癌既可来自头颈部，也来自胸腹脏器。

3. 颈部转移性低分化鳞癌尤应注意鼻咽癌的可能，特别是鼻咽癌高发地区患者；对鼻咽、鼻腔的检查要强调肉眼检查与影像学检查相结合，然后再作活检。

三、病理诊断

1. 确定组织来源和类型

CUP 患者应首先确定转移癌是上皮组织还是非上皮组织来源，区分组织学类型可以初步估计原发部位，为进一步检查提供线索。CUP 病理类型中发病率最高的为高中分化腺癌，占 60%，其次为低分化和未分化癌，约占 30%，而鳞癌和其他低分化的恶性肿瘤各占 5%。

细胞角蛋白（eytokeratin，CK），CK7 阳性多发生在肺癌、卵巢癌、子宫内膜癌和乳腺癌，而 CK20 常表达在胃肠道肿瘤、泌尿系统肿瘤和 merkel 细胞癌，CK7 阳性而 CK20 阴性的患者常提示原发灶可能位于肺、乳腺、甲状腺、胰腺、卵巢或子宫内膜癌，CK7 阴性而 CK20 阳性者往往考虑为胃肠道肿瘤或 merkel 细胞癌。甲状腺转录因子（TTF - 1）在肺癌和甲状腺癌常表现为阳性，较常用于与 CK 阳性的肿瘤的鉴别诊断。巨囊性病纤维状蛋白（GCDFP - 15）存在于皮肤、唾液腺、支气管腺等，可在乳腺癌中特异性表达。URO Ⅲ、高分子量的细胞角蛋白、血栓调节蛋白和 CK20 在泌尿系统肿瘤诊断中具有重要作用。

目前只发现少数几个敏感、特异的诊断 CUPS 原发部位的分子标志物、前列腺特异性抗原（PSA）和甲状腺球蛋白，分别是前列腺和甲状腺肿瘤的特异性分子标志。检测雌孕激素受体可以指导乳腺肿瘤的诊断。

腋窝淋巴结转移性腺癌的女性应首先考虑肿瘤来源于隐蔽的乳腺癌，初步病理分析应包括雌激素和孕激素受体的测定、Her2 表达水平，如升高则是诊断乳腺癌的有力证据。常规乳腺检查和乳房造影法、MRI 均对隐蔽原发乳腺癌很敏感（75%）。

2. 根据病理类型寻找原发灶

转移癌的病理类型对寻找原发灶有重要参考价值。

（1）头颈部转移性鳞癌约占颈部转移癌的 70%，其中 80% 来源于头颈部器官。其中，来源于鼻咽、扁桃体和下咽等处的一般分化较差，而来源于副鼻窦、口咽、口腔、头皮、梨状窝等处的一般分化较好。另外 20% 可能来自肺、食管、宫颈等；头颈部转移性腺癌只要能排除甲状腺癌、涎腺的恶性混合瘤或腺样囊腺癌，就需要将查找重点放在乳腺、肺及腹、盆腔脏器；头颈部的未分化癌多来自鼻咽、扁桃体，其次来自舌根、下咽、食管及肺等。

（2）腋窝的转移性腺癌首先要排除乳房的肿瘤，如同时有癌组织的雌激素受体阳性更支持乳腺癌的诊断（但阴性也不能排除乳腺癌），应进一步使用乳腺钼靶片、干板 X 线摄影、乳腺导管造影或许能查出微小的肿瘤灶。个别情况下，腋窝的转移性腺癌来自同侧的肺部。其他病理类型的转移癌在腋下甚少。

（3）腹股沟处的转移性腺癌应先检查腹、盆腔器官，然后是肺部。转移性鳞癌重点检查泌尿生殖系统，然后是头颈部和食管。未分化癌需要除外会阴、阴道等隐蔽部位的恶性黑色素瘤。

（4）转移灶如系小细胞未分化癌，可能为肺小细胞未分化癌、恶性淋巴瘤、尤文肉瘤、神经母细胞瘤；大细胞未分化癌可能为大细胞型恶性淋巴瘤、睾丸外生殖细胞瘤；神经内分泌肿瘤可能为胰岛细胞瘤、类癌、肺小细胞癌、肺外小细胞癌如膀胱癌、宫颈癌；中线结构的差分化癌，有可能为生殖细胞肿瘤。

3. 影像学诊断

（1）CT 扫描和磁共振成像扫描　胸部 CT 和腹部 CT 应常规进行，对于女性患者必要时行盆腔 CT 检查。CT 检查可初步判定转移范围，指导活组织检查取材部位等。磁共振成像扫描对于孤立腋窝淋巴结转移和可能隐匿性乳腺癌具有重要的临床意义。应根据患者的临床表现以选择是否行内窥镜检查。

（2）PET－CT　对原发肿瘤位于头颈部的颈淋巴结转移癌具有优势。另外 PET 可以为需较大范围活组织检查时提供可疑病灶，避免过度创伤性检查，而且可以确定转移范围以知道治疗。PET 技术的不足在于 18F－FDG 经泌尿系统排泄，所以不能检测泌尿系统的原发肿瘤；胃肠道内的生理消化会引起消化道内原发肿瘤的假阳性结果；分化良好生长缓慢的肿瘤如前列腺癌、神经内分泌肿瘤内18F－FDG 呈现低，敏感性受到了限制；难以发现很小的原发肿瘤，在这种情况下，联合应用 CT 扫描或 MRI 扫描将更有益。

4. 诊断新观点新方法

在内镜检查过程中，所有可疑部位均应行活检。比如，颈部淋巴结转移癌患者，对黏膜没有明显异常的病例也应对鼻咽、扁桃体、舌根、梨状窝进行盲检，即所谓的随机活检，有学者还主张在随机活检阴性而又不能排除扁桃体病变时应行同侧扁桃体切除活检。

四、常用诊断模式

1. 外周淋巴结 CUP

对于中老年嗜好烟酒者中上颈部淋巴结转移性鳞癌，应首先考虑头颈部肿瘤，可行 CT 头颈部扫描，全身 18F-FDG 检查、全上消化道内镜检查。中老年嗜烟酒者下颈部或锁骨上淋巴结转移癌应首先考虑肺癌，可胸部 CT 扫描，如 CT 呈阴性结果则可行全上消化道内经检查。女性腋窝淋巴结转移性腺癌行乳房造影、胸部超声。腹股沟转移性鳞癌可行会阴部检查、女性阴道镜检查、直肠镜等检查。

2. 其他部位 CUP

发生于年轻男性的纵隔、腹膜后转移性低分化癌，应考虑睾丸癌或性腺外的生殖细胞肿瘤的可能，可行血清 HCG 和 AFP 肿瘤标记物水平检查及阴囊超声、胸部、腹部及盆腔 CT、头部 CT 扫描。肝低分化转移性腺癌应考虑结肠癌的可能，行结肠镜检查。

五、处理原则

单个的转移癌可先予放疗、化疗或手术；多个转移癌一般选用化疗或其他内科治疗。然后在治疗及复查过程中，注意原发病灶是否能暴露出来，再予以相应处理。

发生转移说明病情已属晚期，但原发灶不明的转移癌的预后并非一概恶劣。若转移癌仅限于表浅淋巴结，患者仍可望有较好的疗效及预后，生存数年或更长时间的患者时可见到。累及内脏器官的转移癌疗效不佳，半数人的生存期仅 1~5.5 月，存活 1 年以上为 23%，3 年为 11%，5 年为 6%。

对于孤立或局限的颈淋巴结转移，全面检查未能发现身体其他部位有肿瘤病灶，可以考虑放射治疗或手术治疗。如怀疑原发灶来自甲状腺、乳腺、前列腺、子宫内膜，相应的内分泌治疗可能获得较好的效果。单纯的不明原因的腋下淋巴结转移如能排除恶性黑色素瘤，很大可能有同侧乳腺癌。无乳房肿块有腋下淋巴结转移的乳腺癌，较有乳腺肿块并腋淋巴结转移者预后好，多数报道的 5 年生存率在 70% 左右。

内脏器官不明原因的转移癌，绝大多数是肿瘤血行扩散的结果。其治疗需依据肿瘤转移的部位、数量，患者的一般情况，综合考虑治疗方案。对局限于某一脏器的病灶，且容易切除的，仍可安排手术和（或）放疗，否则，应以化疗或内分泌治疗为主。深部的淋巴结如纵隔、后腹膜淋巴结转移的治疗原则，与内脏器官的转移基本相同。

六、预后与随访

1. 预后

CUP 的预后在很大程度上，首先取决于原发肿瘤的生物学特性，此外，还与下列因素有关。

（1）行为状态（PS）评分。

（2）血清碱性磷酸酶（AKP）水平。

（3）转移部位的数目。

（4）受累部位（通常淋巴结转移好于内脏转移，膈上优于膈下）。

（5）DNA 倍体变化（肿瘤 DNA 为二倍体较异倍体预后好）。

（6）化疗效果（有效者生存期长）。

2. 随访

1. 一般治疗后第 1 个月，2 年内每 3~4 个月，5 年内每 6 个月，5 年后每年 1 次进行复查。

2. 如有不适或医生特别交待则提前复查。

（张红梅）

第三章　常见肿瘤诊治常规

第三十二节　转移性骨肿瘤

一、常规诊疗规范

1. 病史采集

（1）有无疼痛、肿胀、包块。

（2）有无截瘫或神经根性疼痛及感觉、运动障碍、大小便失禁或潴留等脊髓、马尾或神经根的压迫症状。

（3）有无关节功能的障碍，肌肉无力或萎缩，病理骨折等。

（4）有无周身情况差，常有贫血、消瘦、低热、乏力、食欲减退等全身症状。

（5）询问易发生骨转移相关系统肿瘤情况。

2. 体格检查

（1）相应骨骼检查　有无压痛点、肿胀或包块，有无骨折情况、肌肉萎缩、肌力改变。

（2）神经系统检查　脊柱转移肿瘤常很快出现脊髓、马尾或神经根的压迫症状，出现根性神经痛，感觉可减退，肌力减弱以至麻痹，常伴括约肌功能障碍。在骨盆者可引起直肠、膀胱的压迫症状，出现大小便功能障碍。位于肢体者亦可引起血管和神经的压迫症状。

（3）全身检查　全面系统查体，尤其要注意易发生肿瘤骨转移的相应系统的体格检查。

3. 辅助检查

（1）常规实验室检查。

（2）碱性磷酸酶（ALP）、酸性磷酸酶（ACP）、乳酸脱氢酶（LDH）、血钙、血磷等项检查。

（3）骨髓检查。有骨髓转移时，骨髓涂片可找到肿瘤细胞。

（4）病理检查。凡疑为骨转移灶时应进行活体组织检查，其目的是明确诊断，设计治疗方案，选择有效的治疗方法。临床上常采用针吸、钻取及切开活体组织检查，同时吸取病灶脱落组织进行涂片通过脱落细胞进行诊断。

（5）肿瘤标志物检测。甲胎蛋白（AFP）对于诊断原发肝癌及骨转移有益，癌胚抗原（CEA）用于诊断结肠癌、小细胞肺癌、乳腺癌、胰腺癌、甲状腺髓样癌及其转移，CA19-9作为胰腺癌的标志物，如与CEA联合应用检测胰腺癌的阳性率可＞90%；CA125为卵巢癌的相关抗原；前列腺特异性抗原（PSA）用于诊断前列腺癌，鉴别转移性腺癌的性质；CA72-4与CEA及CA19-9联合监测利于胃癌及骨转移的检出。

（6）X线检查包括X线平片、放大X线片摄影和断层摄影。X线检查仍是目前诊断骨转移瘤的重要检查方法，转移性骨肿瘤的X线表现多数为肿瘤发生的骨骼产生各种骨骼破坏性改变，病变多局限在骨骼内，边缘不清，有时与原发性骨肿瘤不易鉴别。

（7）核素扫描显像检查对转移瘤的诊断价值较大，方便实用，可早期发现，准确定位了解转移灶的数量等，为临床治疗的选择提供帮助。目前该检查已为骨转移瘤常用的检查之一。可以发现早期的转移癌，比X线发现早半年左右，因此是诊断转移癌必不可少的手段。诊断骨转移瘤是通过放射性摄取的增多（浓集）或少（稀疏）来实现的，凡出现多发浓集灶者提示骨转移可能性大，单发浓集灶也有相当多的病例为转移灶。其优点是灵敏度高，骨转移瘤的检出率可达90%以上。

（8）CT可对判断有否肿瘤并准确定位，及其与周围组织的关系提供帮助，对于肿瘤的性质应结合临床来判断。对骨痛处经X线及全身ECT检查的可疑病灶可行CT检查，必要时并用含碘造影剂以使血管及病灶的密度增高，同时增加组织间、正常组织与病灶间的对比度。

（9）MRI 可行三维成像，定位准确；检查范围广，对于早期发现和准确诊断四肢、骨盆、脊椎的转移瘤有独到的优点，它能显示纵轴上的侵犯范围，髓腔内原发灶和转移灶，显示跳跃性转移灶等。

（10）B 超检查适用于以溶骨型骨破坏为主的骨转移瘤。其声图表现为肿瘤低回声区内光点呈较均匀斑点状回声或不规则强回声光点、光斑或呈液性回声暗区，伴有较密集的光点，其优点可直接观察转移灶大小健康搜索，引导穿刺活检。

（11）血管造影检查可显示典型的恶性改变影像，如血运丰富、毛细血管增生，但杂乱无章，有"血管湖"现象等亦可在造影的同时行介入治疗。

4. 诊断要点

（1）凡诊断恶性肿瘤者 应进行肿瘤微转移的监测，40～70 岁，特别是有过恶性肿瘤史者，出现躯干或四肢近端某处不明原因的疼痛、肿胀或包块者，应高度怀疑有否转移。常用的方法有 ECT。

（2）对可疑的部位行 X 线检查 对诊断及鉴别诊断可提供主要诊断依据。采用排除法，即排除骨的炎性疾患与排除骨原发肿瘤，骨的原发肿瘤在四肢、脊柱及骨盆骨均有其好发部位及自己的特殊改变；不符合原发肿瘤的特殊改变，又有恶性骨肿瘤表现，即应怀疑骨转移肿瘤。应酌情行核素、CT 和 MRI 等检查。

（3）必要时可行活检 活检是诊断肿瘤、判断性质的一种行之有效的方法，常用切开活检术。

（4）对无恶性肿瘤史的患者 应全面仔细地检查，查找原发病灶。

二、鉴别诊断

骨转移瘤与原发肿瘤的鉴别，在四肢骨及脊柱者，因原发肿瘤的表现较明确，鉴别较易，在骨盆的肿瘤，鉴别较难。单一病变时与骨的原发肿瘤相鉴别，如尤文瘤。

活检是诊断肿瘤的可靠手段，也是鉴别诊断的主要手段，对骨转移肿瘤常采用穿刺活检。

如能找出原发肿瘤，则骨转移瘤之诊断确立，即使未找到原发瘤，只要经活检排除了骨原发瘤，则转移瘤的诊断也能成立。

三、处理原则

应视具体情况采用放疗、化疗、生物治疗、中医药治疗，必要时可采用手术治疗。转移性骨肿瘤的治疗在诊断明确之后，及时采用综合治疗的方法，原发性肿瘤病变的治疗是整个治疗中的主要环节。骨骼的病变可以采用手术清除、局部放疗和全身性化学治疗等方法。出现骨骼并发症如病理性骨折的病例，要及时治疗出现的并发症。

目前，对骨转移瘤的治疗，仍是以减少患者的痛苦、保存一定的功能、提高生存质量、延长寿命为目的。其治疗包括一般性支持疗法、对症治疗、全身治疗和局部治疗几部分。而全身治疗又包括针对原发病的联合化疗、放疗、免疫治疗、内分泌治疗、放射性核素治疗以及中草药治疗等。局部治疗主要是手术和介入治疗。无论是选择全身性治疗还是手术治疗均要根据患者的病情、骨转移瘤症状的严重程度、每项治疗的目的和可能带来的后果以及患者家属的愿望来综合制定。

1. 对没有并发症的骨转移瘤的治疗

（1）放疗　对以单纯短期止痛为目的放疗：预计生存期多不超过 3 个月，针对重点部位每次 4～8Gy，可给 1 次或数次。

放射性核素治疗目前国内常用的放射性核素有[89]Sr（锶 – 89），[153]Sm – EDTMP（钐 – 153 – 乙二胺四亚甲基磷酸）和[131]I等。根据原发肿瘤和治疗目的选择，如用[131]I治疗甲状腺癌骨转移，用[32]P治疗前列腺癌广泛骨转移，用[29]Sr、[153]Sm – EDTMP治疗肺癌、乳癌、前列腺癌、鼻咽癌、肾癌、甲状腺癌等癌症的骨转移。

（2）激素治疗　如睾丸切除和使用雌激素是前列腺癌的常规治疗，只有30%无效，睾丸切除无不良反应，使3 ~ 5年生存率提高3倍。乳腺癌的激素治疗，可使20% ~ 40%的患者有明显改善。

（3）化疗　选用治疗原发癌的药物联合治疗，可有一定的疗效。化疗的药物、方案很多，不同的原发癌发生的骨转移可用不同的药物、不同的方案来治疗。

（4）手术治疗　如转移为单发可手术切除，对病理骨折者可作肿瘤切除后内固定，这样可减轻患者的痛苦，改善其生存的质量。

（5）双磷酸盐类药物治疗　此类药物可抑制肿瘤细胞在骨组织中的生长，阻止肿瘤对骨的破坏，是破骨细胞的抑制剂，用于治疗骨转移瘤引起的骨的溶解破坏、骨痛、高钙血症、骨质疏松症。唑来膦酸4mg + 0.9%氯化钠注射液，每3 ~ 4周给药1次。

2. 对有并发症的骨转移瘤的治疗

（1）脊柱转移瘤合并截瘫的治疗　脊椎转移瘤多发生在椎体，肿瘤扩张进入椎管，从前方压迫脊髓造成截瘫。此种情况行椎体切除减压已很难彻底，单纯椎板减压的效果并不很显著，因减压仅提供脊髓向后退让的余地，脊髓前方的压迫并未去除。但椎板切除减压手术较简单，毕竟从后方减少一部分压迫，因此多仍采用此手术，但术后需继续行放射治疗及（或）化疗。

截瘫程度对治疗效果的关系明显，处于不全截瘫病例，行椎板切除并放疗者，大多数病例截瘫得到恢复，但到发生完全截瘫以后再行治疗者，则仅有部分截瘫得到恢复。因此，对脊柱转移瘤合并截瘫者，应在早期不全瘫时即行积极治疗。

（2）骨转移瘤合并病理性骨折的治疗　根据不同的部位，选择不同治疗方法：①骨干骨转移瘤病理性骨折，多见于股骨干，可行闭合髓内针内固定，便于患者活动，肱骨干骨折亦可行之；②骨端病理性骨折，如股骨颈转移瘤病理性骨折，可行股骨头切除、人工股骨头置换；③脊椎骨转移瘤病理性骨折，对未合并截瘫者，可行经皮椎体成形治疗。

3. 骨盆转移瘤的治疗

（1）**非手术治疗**　对多数的骨盆转移瘤，包括合并病理性骨折者应采取对症非手术治疗的方法，通过综合的非手术治疗，获得较长时间的疼痛缓解，较好的功能。

（2）**手术治疗**　由于手术危险大而复杂，时间长、出血多，手术的指征一般从严掌握。

4. 原发灶不明的骨转移瘤，临床上并不少见。骨破坏一般为多发。其处理方法同上。

5. 骨髓微转移是肿瘤复发、远处转移的高风险因素，与临床分期、判断预后、观察疗效等密切相关。一旦发现骨髓微转移，主张以联合化疗为主。

6. 骨转移癌疼痛非常剧烈，可用双膦酸盐类药物，这类药物止痛效果明显，有些病灶甚至可重新修复。癌性骨痛的治疗包括抗肿瘤治疗、三阶梯药物止痛、放射治疗、化学治疗、神经根阻滞与神经外科止痛，微波治疗等方法。

四、预后

乳腺癌骨转移发生率高达 65% ~ 75%，这与乳腺癌良好的预后有关，发现骨转移灶之后患者的中位生存期仍长达 2 年，因而对乳腺癌患者应采取相对积极的治疗策略。

与乳腺癌类似，前列腺癌患者也有很高的骨转移发病率转移灶多为成骨性，骨转移常常发生于内脏转移之前。前列腺特异性抗原 PSA 是重要临床参数，当 PSA > 20ug/L 时，应常规行全身骨扫描检查，大多数早期前列腺癌具有激素依赖性，因而预后很好。

肺癌骨转移的发生率为 30% ~ 40%，部分数据显示国人骨转移发病率最高的原发肿瘤为肺癌。腺癌发生率最高，且发病很早，其次为小细胞肺癌和鳞癌。部位以脊柱尤其是胸椎最常见。患者预后很差，1 年生存率在 5% 左右。

肾癌骨转移比例高达 25%。大量证据证实，在切除肾脏原发肿瘤后，部分病例的转移性病灶会出现自愈倾向，因此对肾癌骨转移的预防性内固定应采取积极态度。

甲状腺癌同样被认为是亲骨性肿瘤，骨转移灶溶骨破坏程度往往非常严重，病理性骨折的发生率很高，预防性内固定可有效预防骨折发生，术后可配合 ^{131}I 内照射或放疗，预后良好。

儿童最常见的骨转移癌为神经母细胞瘤，与尤文肉瘤非常类似，需加以鉴别。消化系统肿瘤骨转移的发生率依次为食管癌、胃癌、结直肠癌、肝癌和胰腺癌。鼻咽癌在华南地区发病率较高，同样有着很高的骨转移比率，溶骨性破坏为主，治疗主要以放化疗和预防性内固定为主。膀胱癌、宫颈癌、精原细胞瘤和恶性黑色素瘤的骨转移也不少见（表 3 - 48）。

表 3 - 48　常见肿瘤骨转移的发生率和预后

来源	转移发生率（%）	中位生存期（月）	5 年生存率（%）
骨髓瘤	95 ~ 100	20	10
乳腺癌	65 ~ 75	24	20

续表

来源	转移发生率（%）	中位生存期（月）	5 年生存率（%）
前列腺癌	65～75	40	15
肺癌	30～40	<6	<5
肾癌	20～25	6	10
甲状腺癌	60	48	40
黑色素瘤	15～45	<6	<5

患者预后不良的因素：①肿瘤类型，非小细胞肺癌、肝癌等高度恶性肿瘤预后差；②肿瘤从诊断到发生骨转移的时间很短；③存在内脏转移；④多发骨转移。

（张红梅）

第三十三节 癌症疼痛

一、常规诊疗规范

1. 病史采集

（1）疼痛病史。

（2）部位。

（3）发作时间。

（4）严重程度，主要是 VAS 评分。

（5）疼痛的性质。疼痛性质可供诊断肿瘤部位的参考。躯体伤害感受性疼痛能精确定位，主诉为尖锐、持久、跳动性或紧压性疼痛，系躯体神经被累及的现象。内脏伤害感受性疼痛一般为弥漫性，中空脏器梗阻时呈痉挛性或口咬样疼痛，侵及器官被膜或肠系膜时则疼痛性质变为尖锐、持久或跳动性。周围神经主干或其分支受累所形成的神经病变性疼痛呈烧灼性、针刺样、向一定方向放射或类似电击所出现的疼痛。

（6）加重或减轻疼痛的因素。

（7）有无非肿瘤因素引起的疼痛。

（8）心理状况。长期慢性疼痛经一般处理效果不好时，还应该考虑患者的心理状况，因为肿瘤患者的抑郁状态也可以产生疼痛的表现。

2. 体格检查

（1）是否有病理性骨折。

（2）有无肿瘤压迫神经。

（3）有无肿瘤的内脏侵犯。

（4）是否存在腔道梗阻或是肿瘤治疗的并发症。

二、评估要点

1. 疼痛部位及范围。

2. 疼痛性质。

3. 疼痛程度。

4. 疼痛发作的相关因素。

5. 疼痛对生活质量的影响。

6. 疼痛治疗史。

评估疼痛程度目前常用数字分级法（NRS）。用 0～10 的数字代表不同程度的疼痛，0 为无痛，10 为最剧烈疼痛，让患者自己圈出一个最能代表其疼痛程度的数字（图 3-2）。

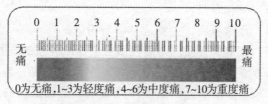

图 3-2　疼痛数字分级法

三、治疗原则

1. 病因治疗

手术、化疗、放疗等方法，针对肿瘤病因的治疗，可使肿瘤体积缩小，减轻疼痛，但疼痛复发率达50%。

2. 镇痛药物治疗

癌痛治疗的主要方法，WHO推荐按照三阶梯止痛治疗原则，可使80%以上的患者达到满意的镇痛效果。

3. 其他

包括针灸、理疗、神经电刺激、神经外科手术、精神心理疗法、等中西医结合疗法。

4. 三阶梯镇痛方案及原则

在应用药物止痛时，应遵循世界卫生组织有关癌症三级止痛的基本指导原则：口服治疗，按阶梯给药，按时给药，个体化给药和联合给药。

（1）按阶梯给药　根据患者的疼痛程度选用恰当级别的药物，并根据止痛效果逐步提高用药级别，以达到良好的止痛效果。

（2）按时给药　患者服用止痛药物应按时而不应按需给药，因为药物的效力只有一定的时间。

（3）个体化给药　根据患者的疼痛原因，疼痛程度和对药物的反应制定出个体化的止痛方案。

（4）联合给药　根据疼痛的原因合用抗惊厥，抗抑郁或激素等药物，以期获得最大的止痛效果。

（5）止痛药物　止痛药物主要是非阿片类和阿片类止痛药和辅助性药物（如抗抑郁药）。非鸦片类药物的代表是扑热息痛、阿司匹林，鸦片类药物的代表是可待因和吗啡。这些药物有不同的复合制剂，也有各类长短效的品种可以选择。非鸦片类通常用于治疗轻到中度疼痛，这类药物通过阻止前列腺素的生物合成达到止痛效果，对骨转移的疼痛效果比较好。常用剂量500~600mg，扑热息痛的剂量是650~1000mg。但是阿司匹林可以引起消化道反应和抑制血小板的聚集，有可能引起出血性疾病，而扑热息痛剂量增大时会损害肝脏功能。而且这类药物达到一定剂量后，增加剂量，疗效不再提高，反而增加毒性，有人称之为"天花板"效应。可待因是弱吗啡类止痛药，可用于轻到中度疼痛，起始剂量为30mg，每4～6h给药1次，常与非鸦片类药物联合使用，也有数种复合制剂（如氨芬待因等制剂）。吗啡是强阿片类止痛药，用于中到重度疼痛，常用剂型是吗啡和它的控释片（美施康定、美菲康），起始剂量为5～10mg，每12h给药1次，根据止痛效果逐步提高剂量。与非阿片类药物不同的是鸦片类药物没有"天花板"效应，所以剂量可以提到很高（数百毫克甚至上千毫克）。非阿片类药物与阿片类药物对各种类型的疼痛都有效，但是对神经受压引起的疼痛效果要差些，同时加用抗惊厥、抗抑郁和激素类药，可以提高疗效。

应用阿片类止痛药物有时会出现恶心呕吐，便秘等副作用，通常不需停药。恶心呕吐可以给予止吐药物，便秘可以通过饮食调整或服用缓泻剂来防止和减轻症状。若患者发生呼吸抑制，可以通过减少药物剂量来解决，严重的呼吸抑制，可以用纳洛酮进行解救。

（张红梅）

第三十四节　恶性心包积液

一、病史

1. 恶性心包积液绝大多数是由心包转移癌引起的，心包的原发恶性肿瘤十分罕见。

2. 既往恶性肿瘤病史。人体任何系统的恶性肿瘤都可能转移到心包，其中以肺癌、乳腺癌、白血病、恶性淋巴瘤及黑色素瘤最为常见。

3. 是否做过检查和治疗，结果如何。

二、症状

肿瘤引起的恶性心包积液通常为逐渐形成，也可能很迅速，症状与心包积液形成的速度相关。如果积液的形成很缓慢，即使积液量达 1000ml 症状也不明显。但是，快速产生的积液，液体量只有 250ml 就可以产生明显症状。此外，还有相当数量的患者伴有腹腔积液。心包积液导致的心包填塞的典型特征包括充血性心力衰竭、呼吸困难、端坐呼吸、咳嗽、疲乏、虚弱、心悸、头晕及胸痛。

三、体检

颈静脉怒张（Kussmaul's sisn）、静脉压升高、血压下降、脉压变窄、心界扩大、心动过速、心律失常、奇脉（表现为吸气末脉搏减弱伴随收缩期血压上升 10mmHg 以上）、心脏冲动减弱、心音遥远、心包摩擦音、肝脏充血性肿大及 Ewat 征（由于左肺受压，在左侧肩胛角下常有浊音区，听诊呈管状呼吸音）。

四、评估

患者体力状况、肿瘤疼痛评分、计算体表面积。

五、化验

1. 常规检查

心包积液的性状可为浆液性、浆液血性或血性；pH 值测定有助于缩小鉴别诊断范围，pH > 7.4、比重 > 1.016，高度提示恶性心包积液，基本可排除结核性心包积液可能；此外，蛋白定量 > 30mg/L、积液 LDH/血 LDH > 0.57、Rivalta 试验阳性均有助于恶性心包积液的诊断。

2. 肿瘤标志物

肿瘤标志物可以辅助鉴别良、恶性心包积液，还可指导进一步查找原发病灶。

3. 其他

肝肾功能、电解质等常规化验。

六、检查

1. 病理

包括脱落细胞学检查和组织细胞学检查。脱落细胞学检查不仅能鉴别积液的良、恶性质，而且还可以根据细胞形态推测原发肿瘤。心包积液细胞学阳性率约为80%，其中以腺癌较多见，占80%，鳞癌和未分化癌亦多常见。脱落细胞学阴性时可进行心包穿刺活检，提供组织学诊断依据。

2. 影像学检查

X线是心包积液的常规检查手段，是通过观察心脏外形的改变来间接判断心包转移和心包积液的情况，但不甚敏感。超声检查是诊断心包积液最为敏感而且有效的常用检查手段，即使少量心包积液，敏感度亦在90%以上。CT检查可以显示心包积液的容量和分布情况，确定心包内肿块的位置及大小，并可显示与邻近结构的关系。MRI能较CT更加清晰地显示心包积液的容量和分布情况，并可依据信号强度来分辨积液的性质。PET/CT较少应用，主要是受心脏搏动和心脏高代谢而影响诊断，而且心包转移瘤体积往往较小、不易显影，加之费用高昂，因此应用较少。

七、疾病分期、危险因素评估

恶性心包积液多为其他恶性肿瘤晚期的并发症，其发展迅速、容易出现心脏填塞症状，如不及时治疗，可以危及患者生命。其预后取决于患者年龄、一般状况、肿瘤病理类型、转移方式与肿瘤负荷。

1. 心包穿刺引流

是最重要的治疗手段，抽液后可以向心包内注入抗肿瘤药物，可延缓心包填塞症状的再次出现。

2. 化疗

恶性心包积液是肿瘤晚期转移所致，单纯局部治疗是不够的，应根据原发灶的不同病理类型给予全身化疗。全身化疗一般在心包穿刺并注药控制积液后开始进行，若患者身体情况允许，可以全身化疗与局部化疗同时进行，具体化疗方案依原发肿瘤的病理类型而定。

3. 放疗

不作为首选治疗方法，放疗疗效与原发肿瘤的病理类型密切相关。

4. 生物治疗

如 IL - 2、香菇多糖、高聚金葡素等，可注入心包腔。

5. 热疗

可配合化疗进行局部热疗或全身热疗。

八、监测和随访

定期复查、随访监测病情变化。心包转移引起的心包积液患者，多伴有其他部位的转移，预后相对较差。

（薛　妍）

第三十五节　恶性腹腔积液

一、诊断

1. 临床表现

除原发病症状外，少量腹腔积液一般无明显症状，中到大量腹腔积液者常有胸闷、气短，活动后加剧，端坐呼吸、咳嗽等症状。

2. 体格检查

有腹腔积液侧呼吸音低甚至消失，叩诊呈浊音，触诊语颤减弱。

3. 检查

胸片检查即可明确诊断。B超检查有助于定位穿刺引流。

二、治疗

1. B超引导下胸腔穿刺术或胸腔闭式引流术，并行腹腔积液常规、生化、肿瘤标志物以及病理细胞学检查。

2. 如果是恶性腹腔积液，同时无病理组织学标本，可抽取腹腔积液行靶标检测。

3. 除原发病治疗外，恶性腹腔积液可行局部治疗。局部治疗首选胸腔热循环，其次还有全身热疗和局部热疗。

4. 对于常规治疗无效的患者建议到胸外科行胸廓切除术或胸膜剥离术。

三、热疗

1. 胸腔热循环

在无禁忌（如心脏疾病、KPS评分70分以下，难以控制的剧烈疼痛、发热、出血、肠梗阻病史）前提下，可给予胸腔热循环治疗，循环过程和术后留置化疗药物和生物制剂。常用化疗药物有顺铂、卡铂、5-FU、丝裂霉素、博莱霉素、紫杉醇等。生物制剂常用IL-2，香菇多糖等。近年来重组人血管内皮抑素也被用于恶性胸腹腔积液的治疗。

2. 局部热疗原则

体温正常、无活动性出血、局部热疗区域无金属或禁忌物质时，可在腹腔积液穿刺引流并给予腔内注入化疗药物及生物制剂后进行。

3. 全身热疗原则

在无禁忌（如心脏疾病、脑血管疾病、未控制的脑转移、KPS 评分 70 分以下，难以控制的剧烈疼痛、体内有金属、发热、出血等）前提下，可单独或联合化疗行全身热疗。

四、监测和随访

可定期或有症状时行胸部 X 片检查。

（陈　衍）

第三十六节　恶性胸腔积液

一、病史

1. 恶性胸腔积液是恶性肿瘤腹腔转移或原发性腹膜恶性肿瘤所致，是晚期肿瘤的常见临床表现。

2. 既往恶性肿瘤病史。人体任何系统的恶性肿瘤都可能转移到腹膜引起恶性胸腔积液，其中以卵巢癌、消化道肿瘤最为常见。腹膜原发恶性肿瘤主要为腹膜间皮瘤。

3. 是否做过检查和治疗，结果如何。

二、症状

消化道功能严重障碍、疲劳、乏力、消瘦、腹胀、腹痛、呼吸短促。

三、体检

查体可有腹部膨隆、腹围增大、腹部移动性浊音阳性和波动感、下肢水肿，亦可触及腹部肿块、腹部压痛及反跳痛，可酷似结核性腹膜炎。

四、评估

患者体力状况、肿瘤疼痛评分、计算体表面积。

五、化验

1. 常规检查

若 pH > 7.4，高度提示恶性积液，基本可排除结核性腹膜炎的可能；此外，腹腔积液蛋白与血清蛋白比值 > 0.5、腹腔积液 LDH／血 LDH > 0.6，腹腔积液 LDH 值 > 200U 多提示为渗出液。

2. 肿瘤标志物

肿瘤标志物可以辅助鉴别良、恶性胸腔积液，还可指导进一步查找原发病灶。

3. 其他

肝肾功能、电解质等常规化验。

六、检查

1. 病理

包括脱落细胞学检查和组织细胞学检查。脱落细胞学检查不仅能鉴别积液的良、恶性质，而且还可以根据细胞形态推测原发肿瘤。脱落细胞学阴性时可进行腹膜穿刺活检，提供组织学诊断依据。

2. 影像学检查

腹部 B 型超声易检出胸腔积液，并能显示腹腔积液量的多少。CT 除易检出腹腔积液外，还有助于查找原发病灶，明确是否有增大的后腹膜淋巴结，有无腹腔及盆腔肿块，以及肝、脾等腹部脏器的情况。

七、疾病分期、危险因素评估

恶性胸腔积液多为其他恶性肿瘤晚期的并发症，其发展迅速、患者总体预后不佳。其预后取决于患者年龄、一般状况、肿瘤病理类型、转移方式与肿瘤负荷。

八、治疗原则

1. 腹腔穿刺引流

是最重要的治疗手段，抽液后可以向腹腔内注入抗肿瘤药物，可减轻腹胀等症状。

2. 化疗

恶性胸腔积液多为肿瘤晚期转移所致，单纯局部治疗是不够的，应根据原发灶的不同病理类型给予全身化疗。全身化疗一般在腹腔穿刺并注药控制积液后开始进行，若患者身体情况允许，可以全身化疗与局部化疗同时进行，具体化疗方案依原发肿瘤的病理类型而定。

3. 放疗

不作为首选治疗方法，放疗疗效与原发肿瘤的病理类型密切相关。

4. 生物治疗

如 IL - 2、香菇多糖、高聚金葡素等，可注入腹膜腔。

5. 热疗

可配合化疗进行腹腔内热疗或全身热疗。

九、监测和随访

定期复查、随访监测病情变化。

（薛　妍）

第三章　常见肿瘤诊治常规

参考文献

1. NCCN Clinical Practice Guidelines in Oncology: Malignant Pleural Mesothelioma. 2012.

2. Astoul P, Roca E, Galateau - Salle F, et al. Malignant pleural mesothelioma: from the bench to the bedside. *Respiration*. 2012, 83 (6): 481 - 93.

3. van der Bij S, Koffijberg H, Burgers JA, et al. Prognosis and prognostic factors of patients with mesothelioma: a population - based study. *Br J Cancer*. 2012, 107 (1): 161 - 4.

4. Maskell NA. Treatment options for malignant pleural effusions: patient preference does matter. *JAMA*. 2012, 307 (22): 2432 - 3.

5. Alan H. Decherney, Lauren Nathan. 现代妇产科疾病诊断与治疗. 9 版. 北京人民卫生出版社. 2004.

6. NCCN Clinical Practice Guidelines in Oncology: Ovarian Cancer. 2012

7. Habash RW, Krewski D, Bansal R, et al. Principles, applications, risks and benefits of therapeutic hyperthermia. *Front Biosci (Elite Ed)*. 2011, 3: 1169 - 81.

8. Jia D, Liu J. Current devices for high - performance whole - body hyperthermia therapy. *Expert Rev Med Devices*. 2010, 7 (3): 407 - 23.

9. Berkowitz RS. Gestational trophoblastic disease: Presentations from the XVIth World Congress on Gestational Trophoblastic Diseases. *J Reprod Med*. 2012, 57 (5 - 6): 187 - 8.

10. Carter JS, Downs LS Jr. Vulvar and vaginal cancer. *Obstet Gynecol Clin North Am*. 2012, 39 (2): 213 - 31.

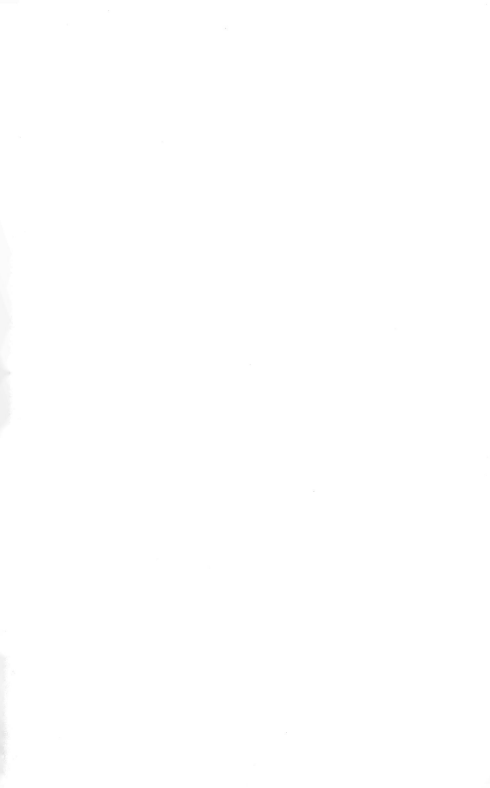